# Divertikelkrankheit

UNI-MED

UNI-MED Verlag AG
Bremen - London - Boston

**Kruis, Wolfgang:**
Divertikelkrankheit/Wolfgang Kruis und Ludger Leifeld.-
1. Auflage - Bremen: UNI-MED, 2010
(UNI-MED SCIENCE)
ISBN 978-3-8374-1214-7



Printed in Europe

# UNI-MED. Die beste Medizin.

In der Reihe UNI-MED SCIENCE werden aktuelle Forschungsergebnisse zur Diagnostik und Therapie wichtiger Erkrankungen “state of the art” dargestellt. Die Publikationen zeichnen sich durch höchste wissenschaftliche Kompetenz und anspruchsvolle Präsentation aus. Die Autoren sind Meinungsbildner auf ihren Fachgebieten.

Wir danken folgenden Mitgliedern unseres Ärztlichen Beirats für die engagierte Mitarbeit an diesem Buch: Dr. Rüdiger Berndt, Dr. Antonia Dommke, Priv.-Doz. Dr. Ulf Herrmann und Sergiusz Sawicki.

# Vorwort und Danksagung

Divertikel des Kolons und dadurch verursachte Krankheitserscheinungen sind ein alltägliches klinisches Problem. Dies mag vielfach zu hörende Aussagen erklären wie "diagnostisches und therapeutisches Vorgehen sind Allgemeingut und klar" oder "keine wissenschaftlichen Neuigkeiten, deshalb wenig spannend".

Bei etwas genauerer Betrachtung wird jedoch schnell offenbar, dass zu Diagnose und Therapie vielfältige Vorgehensweisen gepflegt werden. Dies deutet auf Unsicherheiten bzgl. des "richtigen" Vorgehens hin. Eine unzureichende Auseinandersetzung mit neueren wissenschaftlichen Untersuchungsergebnissen, die durchaus in größerer Anzahl existieren, mag zu dieser Situation beitragen.

Die hier vorgelegte Monographie soll eine Lücke schließen und Abhilfe schaffen. Autoren, die nicht nur große klinische Erfahrungen haben, sondern auch wissenschaftlich auf dem Gebiet der Divertikelkrankheit aktiv tätig sind, fassen in Kapiteln zu den wichtigen klinischen Fragestellungen klassische und neue Erkenntnisse zusammen.

Die Herausgeber bedanken sich bei allen, die zum Gelingen des Büchleins beigetragen haben, vor allem natürlich bei den Mitautoren, die in großzügiger Weise Anregungen gefolgt sind und zeitgerecht geschrieben haben. Dem Verlag sei für seine sehr angenehme begleitende redaktionelle Arbeit gedankt.

Dem Leser wünschen wir so manche überraschende Einsicht in die Problematik der Divertikelkrankheit. Unseren Patienten mögen solche neuen Einblicke evtl. zum Nutzen gereichen.

*Köln, im Juli 2010*

*Wolfgang Kruis*
*Ludger Leifeld*

# Autoren

Priv.-Doz. Dr. med. Stephan Böhm
Katholische Kliniken Ruhrhalbinsel
Klinik für Gastroenterologie
St. Elisabeth-Krankenhaus Hattingen-Niederwenigern
Essener Straße 31
45529 Hattingen

*Kap. 2.*

Dr. rer. nat. Martina Böttner
Christian-Albrechts-Universität zu Kiel
Anatomisches Institut
Otto-Hahn-Platz 8
24118 Kiel

*Kap. 3.*

Prof. Dr. med. Martin Kreis
Ludwig-Maximilians Universität
Klinikum Großhadern
Chirurgische Klinik
Viserzalchirurgie
Marchioninistraße 15
81377 München

*Kap. 6.*

Prof. Dr. med. Wolfgang Kruis
Evangelisches Krankenhaus Kalk gGmbH
Abteilung Innere Medizin
Buchforststraße 2
51103 Köln

*Kap. 1.*

Priv.-Doz. Dr. med. Ludger Leifeld
Evangelisches Krankenhaus Kalk gGmbH
Abteilung Innere Medizin
Buchforststraße 2
51103 Köln

*Kap. 5.*

Prof. Dr. med. habil. Bernhard Lembcke
Medizinische Klinik
St. Barbara-Hospital
Barbarastr. 1
45964 Gladbeck

*Kap. 4.*

Priv.-Doz. Dr. med. Gerhard F. Müller
Evangelisches Krankenhaus Kalk gGmbH
Abteilung Chirurgie
Buchforststraße 2
51103 Köln

*Kap. 7.*

Priv.-Doz. Dr. med. Mario Müller
Ludwig-Maximilians Universität
Klinikum Großhadern
Chirurgische Klinik
Viserzalchirurgie
Marchioninistraße 15
81377 München

*Kap. 6.*

Dr. med. Roland H. Pfützer
Evangelisches Krankenhaus Kalk gGmbH
Abteilung Innere Medizin
Buchforststraße 2
51103 Köln

*Kap. 7.*

Prof. Dr. med. Thilo Wedel
Christian-Albrechts-Universität zu Kiel
Anatomisches Institut
Otto-Hahn-Platz 8
24118 Kiel

*Kap. 3.*

# Inhaltsverzeichnis

# Einführung

# 1. Einführung

## 1.1. Definitionen

Üblicherweise versteht man unter einem Divertikel eine Ausstülpung aller Wandschichten des betreffenden Hohlorgans. Im Gegensatz dazu handelt es sich bei Divertikeln des Dickdarms in den allermeisten Fällen nur um eine Ausstülpung der Mukosa. Man spricht besser von einer Herniation der Schleimhaut durch präformierte Muskellücken. Es handelt sich also im Kolon, gemessen an der üblichen Definition, um Pseudodivertikel.

Kolondivertikel entwickeln sich im Verlauf des Lebens und sind eine häufige Erscheinung (☞ Kap. 2.). Etwa 2/3 aller Träger solcher Divertikel bleiben asymptomatisch. In diesen Fällen spricht man von einer Divertikulose (☞ Abb. 1.1).

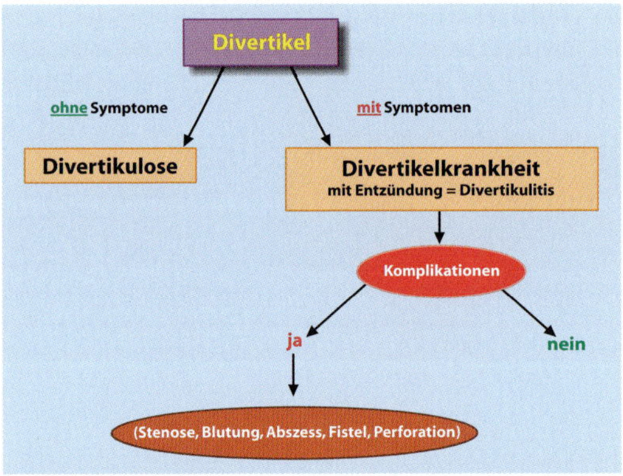


***Abb. 1.1:*** Definitionen bei dem Vorhandensein von Divertikeln im Kolon.

Kommt es zu Beschwerden oder Krankheitszeichen, dann wird aus der anatomischen Besonderheit eine Erkrankung, nämlich die Divertikelkrankheit. Allerdings sind nicht alle Symptome, z.B. im linken Unterbauch, auf das Vorhandensein von Divertikeln zu beziehen. Unveränderte postoperative Beschwerden bei 20-30 % der Patienten mit einer Sigmaresektion wegen vermuteter Divertikulitis sprechen eine deutliche Sprache (2). Die Differentialdiagnose, insbesondere zum Reizdarmsyndrom, ist mitunter schwierig und erfordert vor allem eine sorgfältige, d.h. zeitaufwendige Anamnese (☞ auch Kap. 4.2.). Eine Divertikelkrankheit kann mit oder ohne Zeichen einer Entzündung einhergehen. Leider gibt es keine allgemein akzeptierte Definition der Charakteristika einer Divertikulitis; sind es klinische Befunde (z.B. lokale Abwehrspannung) oder Laborparameter (z.B. Leukozytose, CRP, Blutsenkungsgeschwindigkeit) oder strukturelle Veränderungen (z.B. Darmwandverdickung, Fettinfiltration)? Oftmals ergibt sich die Diagnose auf Grund des Nachweises mehrerer dieser Zeichen, mitunter jedoch trotz erheblicher Beschwerden nicht. Dann ist es folgerichtig, ohne Bezug auf eine Entzündung von einer Divertikelkrankheit zu sprechen.

Eine Einteilung der Divertikelkrankheit (Divertikulitis) nach Schwere ist nur bedingt möglich. Zwar sind mehrere Scores vorgeschlagen worden, die jedoch alle weder validiert noch allgemein gebräuchlich sind. Im angloamerikanischen Sprachraum besitzt die Klassifikation nach Hinchey (3) eine gewisse Popularität. Sie ist jedoch nur für den Pathologen, allenfalls für den Chirurgen von Nutzen. In Deutschland ist die Bewertung nach Hansen und Stock (4) verbreitet. Leider schließt sie jedoch nicht die Befunde moderner Schnittbilddiagnostik (Computertomographie, Ultraschall) ein.

Unbestritten ist eine Einteilung der Divertikelkrankheit in unkomplizierte und komplizierte Formen. Komplikationen können akut sein wie eine Penetration mit Abszessbildung und Perforationen mit Peritonitis, aber auch chronisch wie Fistelbildungen verschiedenster Art und Einengungen (Stenosen) des Darmlumens.

Schließlich muss bei der Erörterung von Diagnose und Therapie der Divertikelkrankheit noch die akute Attacke von einem chronisch rekurrierenden Krankheitsbild unterschieden werden.

## 1.2. Klinische und ökonomische Bedeutung

Dass die Divertikelkrankheit für den ambulanten und stationären klinischen Alltag von hoher Bedeutung ist, ergibt sich schon aus der Häufigkeit des Krankheitsgeschehens. Dazu kommen noch häufige Krankenhauseinweisungen, eine nennenswerte Operationsfrequenz, schwere Komplikationen und Mortalität.

Jüngst publizierte englische und amerikanische Daten aus großen epidemiologischen Analysen zeigen nicht nur eine zunehmende Zahl an Krankenhauseinweisungen insgesamt, sondern auch die stärkste Steigerung der Häufigkeit in der Altersgruppe unter 50 bzw. 46 Jahren (5, 6). Im Unterschied zur Gesamtheit der Patienten kam es bei den jüngeren Patienten zu einer zunehmenden Frequenz von elektiven Operationen. Glücklicherweise nimmt die Krankenhausmortalität eher ab. Trotzdem besteht bei komplizierten Fällen weiterhin ein erhebliches Sterberisiko. Das Risiko an ihrer Erkrankung zu versterben ist für Patienten mit einer perforierenden Divertikelkrankheit etwa 6 mal so hoch wie das der vergleichbaren Bevölkerung. Das ist besonders bemerkenswert, weil Divertikelperforationen in den letzten Jahren stetig zugenommen haben (7). Interessanterweise treten Perforationen bei mehr als 60 % der Patienten im Rahmen der Erstmanifestation der Divertikelkrankheit auf. Zusammengefasst nimmt die Zahl der Patienten mit notwendiger Krankenhauseinweisung in den westlichen Ländern zu, das Alter der Betroffenen wird jünger und schwere Komplikationen (Perforation) sind zunehmend häufiger Grund einer Notfallbehandlung.

Es wundert daher nicht, dass die Divertikelkrankheit relevante Anforderungen an das Gesundheitssystem hat (8). In den USA (Bezugsjahr 2004) steht dieses Krankheitsbild an 3. Stelle aller gastroenterologischen Krankenhausentlassungsdiagnosen und an 4. Stelle aller Diagnosen, die zu einer ambulanten ärztlichen Betreuung geführt haben. In der Sterbestatistik findet sich die Divertikelkrankheit unter den 10 häufigsten Ursachen im Bereich des Gastrointestinaltrakts. Letztlich führen diese Umstände zu einer hohen finanziellen Belastung. Die Divertikelkrankheit gehört bzgl. der Gesamtkosten zu den 5 teuersten gastrointestinalen Erkrankungen, noch vor dem Aufwand für Virushepatitiden.

## 1.3. Literatur

1. Köhler L, Sauerland S, Neugebauer E et al. Diagnosis and treatment of diverticular disease. Results of a consensus development conference. Surg Endosc 1999; 13:430-436

2. Eggers B, Peter MK, Candinas D. Persistent symptoms after elective sigmoid resection for diverticulitis. Dis Colon Rectum 2008;51:1044-1048

3. Hinchey EJ, Schaal PG, Richards GK. Treatment of perforated diverticular disease of the colon. Adv Surg 1978;12:85-109

4. Hansen O, Stock W. Prophylaktische Operation bei der Divertikelkrankheit des Kolons – Stufenkonzept durch exakte Stadieneinteilung. Langenbecks Arch Surg 1999;II:1257

5. Jeyarajah S, Papagrigoriadis S. Diverticular disease increases and effects younger ages: an epidemiological study of 10-year trends. Int J Colorectal Dis 2008;23:619-627

6. Etzioni DA, Mack TM, Beart RW, Kaiser AM Diverticulitis in the United States: 1998-2005. Changing pattern of disease and treatment. Ann Surg 2009;249:210-217

7. Humes DJ, Solaymani-Dodaran M, Fleming KM, Simpson J, Spiller RC, West J. A population-based study of perforated diverticular disease incidence and associated mortality. Gastroenterology 2009;136:1198-1214

8. Everhardt JE, Ruhl CE. Burden of digestive diseases in the United States part I: Overall and upper gastrointesinal diseases. Gastroenterology 2009;136:376-386

# Epidemiologie, natürlicher Verlauf, Prognose

# 2. Epidemiologie, natürlicher Verlauf, Prognose

## 2.1. Historischer Abriss

Die Divertikulose bzw. Divertikelkrankheit ist seit über 400 Jahren bekannt, bezüglich ihrer Bedeutung und ihres Krankheitswertes bestand jedoch von Anfang an Unsicherheit. Möglicherweise ist dies der Grund, dass unsere Kenntnisse bezüglich einiger Aspekte dieser Veränderung bzw. Erkrankung wie beispielsweise Epidemiologie, Pathophysiologie oder Therapie noch immer limitiert sind. Es scheint als ob zwei Entwicklungen ein erneutes Interesse an der Divertikelkrankheit induzieren: zum einen die Erkenntnis, dass sich die Divertikelkrankheit als Erkrankung vor allem des alten Menschen angesichts der Bevölkerungsentwicklung zu einem der zahlenmäßig wichtigsten Krankheitsbilder in der Gastroenterologie entwickelt hat (1), zum anderen, dass neuere pathophysiologische Theorien abseits rein mechanistischer Vorstellungen neue therapeutische Perspektiven eröffnen (2, 3).

S.W. Patterson skizzierte in seiner Arbeit "*The history of diverticulitis of the intestine*" aus dem Jahr 1950 vier Phasen des Verständnisses und das Umgangs mit der Divertikelkrankheit (4). In der ersten "*epoch of doubt*" genannten Phase wurden verschiedene Abnormitäten des Gastrointestinaltraktes von kleinen Varianten bis hin zu monströsen Veränderungen beschrieben, wobei Unsicherheit und Zweifel bezüglich der Entstehung und der Signifikanz solcher Veränderungen bestanden.

Die erste Beschreibung eines Divertikels wird dem Hildener Wundarzt Wilhelm Fabry zugeschrieben, der sich später auch Fabricius Hildanus nannte. Er berichtete im Jahr 1598 über das später nach Meckel benannte echte Divertikel als Rest des Ductus omphaloentericus. Der französische Chirurg Alexis Littre beschäftigte sich im Jahr 1700 ebenso mit der Entstehung falscher Divertikel im Intestinum wie der in Padua wirkende Anatom Giovanni Baptista Morgagni im Jahr 1761. Letzterer spricht in seinem Werk "*De sedibus et causas morborum – per anatomen indagatis libri quinque*" bereits von echten und unechten Formen von Divertikeln des Intestinums. Die bis heute gültige und 1815 publizierte Einteilung in wahre, falsche sowie gemischte Divertikel wird jedoch auf den Erlanger Anatomen und Pathologen Fleischmann zurückgeführt (4, 5).

Im nächsten Zeitalter "*epoch of definition*" *standen genaue Beschreibung und Definition im Mittelpunkt. Von 1834 ab beschrieben beginnend mit dem französischen Chirurgen Jean Cruveilhier verschiedene Autoren an Hand von Autopsien das pathologische Bild der durch Muskellücken in der Kolonwand hernierten Kolonmukosa. Sidney Jones beschrieb 1858 den ersten Fall einer durch eine Sigmadivertikulitis bedingten vesikokolischen Fistel (4). 1898 und 1899 unternahm der Erlanger Chirurg E. Graser ausführliche anatomisch-pathologische Studien, beschrieb detailliert die Divertikelentzündung im Sigma samt ihrer Komplikationen und führte den Begriff der "Peridivertikulitis" ein. Ferner berichtete er Häufigkeit und Altersabhängigkeit dieser Erkrankung und postulierte dass die die Muscularis penetrierenden Vasa recta den Locus minoris resistentiae für die pathologische Mukosaausstülpung bilden. Bis heute werden diese falschen Divertikel auch als Grasersche Divertikel bezeichnet (6). Das an der Schwelle zum nächsten Zeitalter zu klinischen und pathologischen Aspekten der Erkrankung verfügbare Wissen fasste Maxwell Telling 1908 an Hand einer Übersicht von 105 Fällen aus der Literatur zusammen (7). Die Erkrankung war bis zu diesem Zeitpunkt praktisch unbekannt und fand erst 1920 durch Telling Eingang in ein Lehrbuch (8). Zu diesem Zeitpunkt stellte Bland-Sutton bereits fest, dass sich die Erkrankung binnen 20 Jahren zu einer "neu entdeckten Plage (bane) des älteren Menschen" entwickelt hat.*

Das nächste Zeitalter "*epoch of demonstration*" wurde eingeläutet durch die Entdeckung der Röntgenstrahlen und fiel mit den heroischen Anfängen der Abdominalchirurgie zusammen. William Mayo operierte 1896 den ersten Patienten mit einer vesikokolischen Fistel. 1906/1907 berichteten er und Moynihan über ihre Erfahrungen in der chirurgischen Therapie der Divertikelkrankheit. In einigen Fällen hatten sie mit dem Verdacht eines Kolonkarzinoms operiert und waren von einer Divertikulitis überrascht worden. Insgesamt waren die meisten Divertikulitis-Fälle jedoch mild und heilten ohne chirurgische Intervention (4, 9). 1914 waren Case, de Quervain und Haenisch in der Lage Kolondivertikel bzw. eine Divertikulitis durch radiologische Kolon-Kontrast-Aufnahmen nachzuweisen und ermöglichten damit auch gezieltes chirurgisches Vorgehen (4, 10, 11).

Patterson schreibt 1950, dass es nach Durchlaufen der drei beschriebenen Phasen nun Zeit wäre, die Divertikelkrankheit in die Differentialdiagnosen abdomineller Beschwerden aufzunehmen. Dieser Wunsch ist auch angesichts der weiter rasch zunehmenden zahlenmäßigen Bedeutung der von Painter als Problem des 20. Jahrhunderts apostrophierten Erkrankung in Erfüllung gegangen (12, 13). Seit den wegweisenden Arbeiten in den 60er Jahren zur Epidemiologie von Parks (14) und zur Pathogenese von Painter und Burkitt (12), die die Hypothese formulierten, dass die Divertikelkrankheit auf eine ballaststoffarme Diät zurückzuführen ist, hat sich die Wissenschaft nicht mehr wesentlich mit diesem Krankheitsbild auseinandergesetzt (15). Es wäre nun also Zeit für eine neue Epoche der Beschäftigung der modernen epidemiologischen, immunologischen, mikrobiologischen und klinischen Forschung mit einer Erkrankung, die bezüglich direkter und indirekter Kosten für das Gesundheitswesen an fünfter Stelle der gastroenterologischen Erkrankungen steht (1).

## 2.2. Epidemiologie

Die meisten der in den einschlägigen Lehrbüchern und Übersichtsarbeiten zitierten epidemiologischen Daten stammen größtenteils aus den 60er und 70er Jahren von Painter und Burkitt bzw. Parks (12, 13, 14). Diese werden zunächst dargestellt, im Anschluss werden drei jüngst publizierte aktuelle epidemiologische Studien im Detail vorgestellt.

### 2.2.1. Ältere Studien

Die tatsächliche Prävalenz der Divertikulose ist schwer zu bestimmen, weil die meisten Divertikelträger asymptomatisch sind. Barium-Kontrasteinlauf gestützte Daten neigen zur Uberschätzung der Prävalenz, weil der betreffende Personenkreis wegen gastrointestinaler Beschwerden zu dieser Untersuchung überwiesen wurde. Auch Obduktions-Studien weisen Schwächen bezüglich der Bestimmung präziser Prävalenz-Zahlen auf. Einerseits kann die Tatsache, dass mehrheitlich ältere Patienten obduziert werden, zu einer Überschätzung führen, andererseits können kleinere Divertikel übersehen werden. Aktuelle Prävalenz-Zahlen können möglicherweise aus Kollektiven abgeleitet werden, die sich einer reinen Vorsorge-Koloskopie unterziehen.

Seit den Tagen Tellings, als die Divertikulose und die assoziierten Erkrankungen so gut wie unbekannt waren, (8) ist die Prävalenz von 5-10 % im Jahr 1930 (12) auf 35-50 % in einer Autopsie-Untersuchung, die im Jahr 1969 publiziert wurde (16), angestiegen. Neuere Populations-basierte Studien liegen nicht vor.

Die zunehmende Bedeutung der Divertikulose und ihrer Komplikationen spiegelt sich in den ansteigenden Behandlungszahlen in den westlichen Industrienationen wieder. Während in den USA im Jahr 1996 noch 130.000 stationäre Behandlungen pro Jahr berichtet wurden (17), wurden im Jahr 2000 bereits 223.000 stationäre Aufenthalte wegen Divertikulitis oder Divertikelblutungen registriert. Divertikel waren damit nach der Cholezystitis der zweithäufigste Grund einer stationären Aufnahme (18). Für den Zeitraum zwischen 1997 und 2002 wird in einer anderen Arbeit aus den USA der Anstieg der Praxisbesuche und Krankenhauseinweisungen wegen einer Divertikulitis auf 14 % und der der Besuche in der Notaufnahme gar auf 84 % beziffert (19). Auch in Deutschland ist eine ähnliche Entwicklung mit einem raschen Anstieg der vollstationären Patienten mit der Hauptdiagnose Divertikulose des Darmes (ICD 10: K57) von 72.677 im Jahr 2000 auf 103.423 im Jahr 2003 und einem seither verlangsamten Anstieg auf 113.586 im Jahr 2006 zu verzeichnen (Statistisches Bundesamt).

#### Alter, Geschlecht und Lokalisation

Die Divertikelkrankheit ist eine stark altersabhängige Erkrankung. Sie hat eine Prävalenz von unter 10 % bei unter 40-Jährigen und von 50 bis 70 % bei über 80-Jährigen. 80 % der Patienten, die unter einer Divertikulitis leiden sind über 50 Jahre alt. Die Prävalenz der Divertikulose ist nach neueren Daten zwischen den Geschlechtern in etwa ausgeglichen. In 95 % der Fälle sind die Divertikel im Colon descendens und Sigma gelegen. Rechtsseitige Divertikel sind in den westlichen Ländern selten, obgleich mit zunehmenden Alter der Patienten sowohl die Zahl der Divertikel an sich zunimmt als auch mehr Divertikel in proximalen Kolonabschnitten entstehen. In asiatischen Ländern finden sich bis zu 70 % der Divertikel im rechtsseitigen

Kolon. Hier scheint der genetische Einfluss in der Pathogenese stärker ausgeprägt zu sein als bei den in der westlichen Welt beobachteten Divertikeln (5; 20, 21, 22).

### Geographie

Die Divertikelkrankheit des Kolons wurde von Burkitt und Painter wegen ihrer auffälligen geographischen Verteilung als Erkrankung der "westlichen Zivilisation" apostrophiert. Seit den ersten epidemiologischen Studien fiel der Kontrast zwischen der Seltenheit der Erkrankung im ländlichen Afrika und Asien und der hohen Prävalenz in den USA, Europa und Australien auf. Interessanterweise führt eine mit Adaption eines westlichen Lebensstils verbundene Migration zu einer Zunahme der Prävalenz der Divertikelkrankheit sowohl bei asiatischen als auch bei nicht-asiatischen Migranten. Die Prädominanz der Divertikellokalisation im rechten bzw. linken Kolon bleibt dabei erhalten (5, 23).

## 2.2.2. Aktuelle Studien

### Steigende Krankenhauseinweisungen und schlechte Prognose bei älteren und notfallmäßig eingewiesen Patienten in England

Eine kürzlich publizierte Studie untersuchte die Anzahl der Krankenhaus-Einweisungen wegen Divertikelkrankheit in England in den Jahren 1996 bis 2006 (24). Die Autoren nutzten hierfür die "*Hospital Episode Statistics*" (HES) Datenbank. In diesem Zeitraum wurden 560.281 Einweisungen mit der Primärdiagnose Divertikelkrankheit registriert. Die Anzahl der Einweisungen verdoppelte sich in dem Jahrzehnt von 0,58/1000 auf 1,19/1000 Patienten. Das mittlere Alter der Patienten mit Divertikelkrankheit sank signifikant von 67,80 im Jahr 1996 auf 66,75 Jahre im Jahr 2006. In der Altersverteilung waren 7,6 % der Patienten jünger als 50 Jahre, 14,3 % zwischen 50 und 60 Jahren, 24,1 % zwischen 60 und 70 Jahren, 32,3 % zwischen 70 und 80 Jahren und 21,7 % älter als 80 Jahre. Frauen wurden häufiger mit dem Krankheitsbild eingewiesen mit einem Geschlechterverhältnis Männer : Frauen von 1 : 1,59.

Die Einweisungen wurden nach ambulant und stationär aufgeschlüsselt. Insgesamt fanden sich 232.047 stationäre Einweisungen entsprechend 41,4 %. Von diesen wurden 23,9 % elektiv und 68,5 % notfallmäßig eingewiesen (24).

Eine Operation erhielten 37.767 (16,3 %) der stationär aufgenommenen Patienten, davon erhielten 7,7 % eine linksseitige Resektion, 5,7 % eine Hartmann-Operation, 1,0 % ein alleiniges Kolostoma, 0,8 % eine rechtsseitige Resektion, 0,03 % eine Resektion des Transversums und 0,9 % eine diesen Kategorien nicht zuordenbare Operation (24).

#### Mortalität

Die 30-Tage-Mortalität aller stationär eingewiesenen Patienten betrug 4,7 %, die 1-Jahres-Mortalität 9,8 %. Die Zahlen für die 30-Tage-Mortalität und die 1-Jahres-Mortalität lagen für notfallmäßig aufgenommene Patienten mit 5,8 % und 11,3 % wesentlich höher als für elektiv aufgenommene Patienten mit 1,2 % beziehungsweise 4,8 %.

Zunehmendes Alter zeigte sich als starker unabhängiger Prädiktor für die 30-Tage- und die 1-Jahres-Mortalität. Die Odds Ratio (OR) für die 30-Tage-Mortalität steigt verglichen mit der Gruppe der unter 50-Jährigen von 2,6 für die 50- bis 60-Jährigen auf 27,6 für die über 80-Jährigen an. Die entsprechende OR für die 1-Jahres-Mortalität beträgt 2,8 bzw. 34,2. Ähnlich dem Alter zeigt auch der Charlson-Score, ein Maß für die Komorbidität, eine starke Korrelation mit der Mortalität. Im Vergleich zu Patienten mit fehlenden Komorbiditäten weisen Patienten mit einem Charlson-Score von 2 eine OR für 30-Tage-Mortalität von 2,0 und für die 1-Jahres-Mortalität von 1,7 auf. Bei einem Charlson-Score von 6+ beträgt die OR für die 30-Tage-Mortalität 10,3 und für 1-Jahres-Mortalität 11,0. Die Aufnahme als Notfall stellte ebenfalls einen unabhängigen Prädiktor mit einer OR für die 30-Tage-Mortalität von 6,3 und für die 1-Jahres-Mortalität von 3,1 dar.

Die operative Sterblichkeit nach 30 Tagen bzw. 1 Jahr betrug 10 % bzw. 13,5 %. Ein chirurgischer Eingriff prädisponierte auch zu einer erhöhten 30-Tage-Mortalität (OR 5,5) bzw. 1-Jahres-Mortalität (OR 3,0). Bei näherer Betrachtung der chirurgischen Eingriffe zeigte sich, dass Notfall-Operationen mit einem wesentlich höheren Risiko behaftet sind als elektive Eingriffe (30-Tage-Mortalität OR 6,7; 1-Jahres-Mortalität OR 5,0) (24).

### ▶ Wiederaufnahme

Das Lebensalter zeigte sich mit dem Risiko für eine Wiederaufnahme nach 1 Jahr invers korreliert mit einer OR die für alle Altersgruppen signifikant niedriger lag als für die primäre Vergleichsgruppe der unter 50-Jährigen (OR 50-60 vs <50: 0,67; OR 60-70 vs <50: 0,53; OR 70-80 vs <50: 0,52; OR >80 vs <50: 0,62). Hingegen zeigte sich das Risiko für eine Wiederaufnahme sowohl nach 28 Tagen als auch nach 1 Jahr mit der Anzahl der Komorbiditäten positiv korreliert. Die OR für Patienten mit einem Charlson-Score von 4 für eine Wiederaufnahme nach 28 Tagen betrug 1,89 bzw. 3,02 nach 1 Jahr. Eine Notfallaufnahme stellte einen unabhängigen Prädiktor für eine Wiederaufnahme nach 28 Tagen und nach 1 Jahr dar (OR = 1,75 und OR = 356,80). Ein Notfalleingriff stellte keinen starken unabhängigen Prädiktor für eine Wiederaufnahme nach 28 Tagen dar (OR=0,92). Auf der anderen Seite bestand eine sehr hohe Wahrscheinlichkeit für Patienten, die innerhalb eines Jahres wieder-aufgenommen werden mussten, eine Notfall-Operation zu erhalten (OR=273,81) (24).

### ▶ Verweildauer

Der Median der Verweildauer für stationäre Patienten betrug 6 Tage, die 75-ste Perzentile lag bei 12 Tagen. Zunehmendes Alter war wiederum ein unabhängiger Prädiktor für einen stationären Aufenthalt länger als 12 Tage. Patienten mit einem Alter > 80 hatten eine OR=6,38 verglichen mit den Patienten <50 Jahre für einen Krankenhausaufenthalt länger als 12 Tage. Zunehmende Komorbidität bis zu einem Charlson-Score von 4 war mit einem längeren Krankenhausaufenthalt vergesellschaftet (OR=2,75), nahm dann jedoch für einen Charlson Index von 5 (OR=2,06) und 6+ (OR=1,67) leicht ab. Zu einer verlängerten Verweildauer führten auch die Notfallaufnahme (OR=3,36), ein chirurgischer Eingriff (OR=12,74) sowie der Notfalleingriff im Vergleich zum elektiven Eingriff (OR 2,63) (24).

## ■ Populations-basierte Studie der Inzidenz der perforierten Divertikulitis und der assoziierten Mortalität in England

Eine perforierte Divertikelerkrankung führte zu etwa 1100 Todesfällen pro Jahr in England und Wales über die letzten 5 Jahre (25). Während des 10-Jahres-Zeitraumes 1989/1990 bis 1999/2000 fand sich in England eine Steigerung um 12 % bei den Krankenhauseinweisungen für Patienten mit Divertikelkrankheit. Die Einweisungen machten in den Jahren 2005 bis 2006 217.149 Bettentage aus, das ist mehr als für Colitis ulcerosa und Morbus Crohn kombiniert (26, 27). Trotz der großen Anzahl an Todesfällen, Belastung der Krankenhäuser und der wirtschaftlichen Kosten ist über das Auftreten der Erkrankung oder die Mortalität dieses wichtigen Krankheitsbildes in der Allgemeinbevölkerung wenig bekannt. Zwei kleine populations-basierte Studien aus Ostengland schätzten die Inzidenz der perforierten Divertikulitis auf 3,5-4/100.000 (28, 29). Dabei ist die mit der Perforation assoziierte Mortalität schwierig herauszuarbeiten, weil diesbezügliche Arbeiten sich entweder mit der komplizierten Divertikelerkrankung beschäftigten oder auf die Operationstechnik abstellten (25). Die Mortalität der Erkrankung spiegelt mit hoher Wahrscheinlichkeit das gemischte Patientengut und den wichtigen Einfluss der Komorbidität der älteren Bevölkerung wieder, wobei diejenigen mit einer Immunschwäche wahrscheinlich die höchste Mortalität aufweisen (30).

Die von Humes und Kollegen publizierte Arbeit untersuchte nun die Inzidenz und Mortalität der perforierten Divertikulitis an Hand einer über 13 Millionen Personen der Allgemeinbevölkerung umfassenden Datenbank (*General Practice Research Database*). In dieser Datenbank identifizierten die Autoren alle Patienten, die in den Jahren 1990 bis 2005 erstmalig an einer perforierten Divertikulitis erkrankt waren. Als Kontrollgruppe wählten sie für jeden Divertikulitis-Patienten bis zu 10 Patienten aus derselben Arztpraxis gematcht nach Geschlecht und Alter, die keine Divertikelkrankheit in der Vorgeschichte aufwiesen. Im Studienzeitraum fanden die Autoren 953 neu aufgetretene Fälle einer perforierten Divertikulitis korrelierend mit einer Gesamtinzidenz von 2,66 pro 100.000 Personenjahre. Bei den über 45-Jährigen betrug die Inzidenz 6,11 pro 100.000 Personenjahre. In dem Untersuchungszeitraum von 16 Jahren war mehr als eine Verdoppelung der Inzidenz (2,28fach) zu beobachten.

Als mögliche Ursache für den beobachteten Anstieg der Inzidenz der perforierten Divertikulitis wurde ein Zusammenhang mit der Einnahme von NSAIDS, Steroiden, Opioid-Analgetika und deren vermehrter Verordnung in der zunehmend älteren Bevölkerung beschrieben (31).

Die Inzidenz lag bei Männern ungefähr 20 % niedriger als bei Frauen und zeigte, wie zu erwarten, einen altersabhängigen Anstieg. Während die Inzidenz bei den unter 45-Jährigen bei 0,26 pro 100.000 Personenjahre lag, fand sie sich in der Altersdekade von 45 bis 54 beinahe verzehnfacht (2,34/100.000 Patientenjahre) und erreichte ihr Maximum bei den 75 bis 84-Jährigen mit 12,19/100.000 Patientenjahre. Bei den über 85-Jährigen erfolgte kein weiterer Anstieg der Inzidenz (11,84/100.000 Patientenjahre). Der Anteil der Patienten, die ein Kolostoma im Rahmen ihrer Therapie erhielten, war mit 58,45 % sehr hoch und nahm mit zunehmendem Lebensalter zu.

Insgesamt starben im Beobachtungszeitraum 296 Patienten (31,05 %) der Kohorte mit perforierter Divertikulitis gegenüber 1851 Patienten (19,44 %) in der Kontroll-Kohorte. Nach 1 Jahr lebten in der Kohorte der Erkrankten noch 80,8 % während diese Ziffer in der Populations-Kohorte 96 % betrug. Die 1-Jahres-Mortalität der perforierten Divertikulitis ist damit ähnlich der der Schenkelhalsfraktur.

Die Sterblichkeit war in den ersten 3 Monaten nach der Perforation am höchsten mit einer 3-Monats-Sterblichkeit von 86,3 %. Das Mortalitätsrisiko war im ersten Jahr nach Perforation gegenüber der Allgemeinbevölkerung etwa 6-fach (HR 5,63) gesteigert und am höchsten bei Patienten mit der niedrigsten Komorbidität (HR 11,11). Die absolute Mortalität war jedoch bei den Patienten mit der höchsten Komorbidität am größten. Dieser Zusammenhang war unabhängig vom Geschlecht und zeigte sich auch für Patienten jünger als 70 Jahre (25).

Die Autoren fassen zusammen, dass das Auftreten einer perforierten Divertikulitis ein hohes Mortalitäts-Risiko mit sich bringt und dass vorrangig Maßnahmen ergriffen werden müssen das Auftreten dieses Krankheitsbildes zu verhindern oder die Behandlung zu verbessern (25).

#### Inzidenz und Schweregrad einer Divertikulitis bei Erstpräsentation im Olmsted-County, Minnesota, USA

Eine weitere aktuelle Studie zur Epidemiologie der Divertikulitis liegt aus der gut definierten amerikanischen Population des Olmsted-Countys im Bundesstaat Minnesota vor (32). Die Arbeit setzte sich zum Ziel zu beantworten, ob die rekurrierende Divertikulitis oder deren Erstmanifestation ein höheres Risiko für Komplikationen tragen und ob die Erkrankung tatsächlich bei jungen Männern schwerer verläuft. Hierzu wurden alle Krankenakten von Patienten ausgewertet, die sich im Verlauf des Jahres 1998 im Olmsted County beim Arzt vorstellten und den ICD9-Diagnose-Code für Divertikulose, Divertikulitis und Komplikationen erhielten. Auf dem Boden von Diagnosekriterien wurden eine "klinische", eine "*low stringency*" sowie eine "*high stringency*"-Kohorte gebildet, wobei z.B. Voraussetzung für die Aufnahme in die "*high stringency*"-Kohorte die Durchführung eines CTs im Laufe der Diagnostik war. In 1112 relevanten Akten fanden sich 88 Fälle, die mindestens einer der Kohorten zuzuordnen waren. Die Inzidenz der Divertikulitis betrug 126/100.000 Personen in der "klinischen" und 88/100.000 in der "*low stringency*"-Kohorte. Die Inzidenz zeigte eine starke Altersabhängigkeit mit 26-45/100.000 in der Gruppe der 26 bis 45-Jährigen und 207-452/100.000 in der Gruppe der über 80-Jährigen. Der Anteil der Frauen betrug in beiden Kohorten 51 %, auch nach Altersadjustierung ergab sich eine ausgeglichene Geschlechterverteilung. In der "*high stringency*"-Kohorte fand sich weder für Alter noch Geschlecht eine Assoziation mit dem Auftreten einer komplizierten Divertikulitis. Die bislang nur als Abstrakt publizierten Ergebnisse beantworten somit die eingangs formulierten Fragen nur partiell (32).

## 2.3. Risikofaktoren

### 2.3.1. Ernährung und Lebensstil

#### Ballaststoffe

Den Ausführungen zu den Risikofaktoren für die Entstehung der Divertikulose bzw. der Divertikelkrankheit und den hierzu vorliegenden epidemiologischen Daten muss vorausgeschickt werden, dass in der Literatur die Begriffe Divertikulose und Divertikelkrankheit vielfach mehr oder weniger synonym verwendet werden. Ursache hierfür ist die Unschärfe in dem Übergang von der bloßen Präsenz von Divertikeln zur symptomatischen Divertikulose ohne offensichtliche Entzündung. Heutzutage besteht Einigkeit darüber, dass ein Teil der Patienten Beschwerden auf dem Boden eines Zusammenspiels zwischen muskulärer Dysfunktion, viszeraler Hypersensitivität und lediglich subklinischer Inflammation entwickelt. Hier ergibt sich eine gewisse Schnittmenge mit dem Reizdarmsyndrom, das auch als Vorläufererkrankung für die Divertikelkrankheit interpretiert wurde (33).

Die Hypothese, dass die Divertikulose auf eine ballaststoffarme Diät zurückzuführen sei, entwickelte Dennis Burkitt in Zusammenarbeit mit Neil Painter in den 60er und frühen 70er Jahren. Burkitt berichtete, dass die Divertikulose bzw. die assoziierte Divertikelkrankheit in Afrika weder in den ländlichen Gebieten Ugandas in denen er ärztlich tätig war noch im Rahmen von Autopsie-Studien in Südafrika und Kenia angetroffen wurde (12). Er führte dies darauf zurück, dass die Stühle der Afrikaner erheblich voluminöser und weicher waren als die von Menschen westlicher Industrienationen. Der Vergleich von Ballaststoffaufnahme, Stuhlgewicht und durchschnittlicher Kolontransitzeit zwischen der Bevölkerung Ugandas und Englands zeigte, dass die ballaststoffreiche Ernährung der ugandischen Bevölkerung zu einer durchschnittlichen Kolontransitzeit von 30 bis 40 Stunden und einem Stuhlgewicht von mehr als 300g/die führte, während die englische Diät mit höherem Anteil raffinierter Kohlehydrate und geringerem Anteil an Ballaststoffen in einer Transitzeit von 70 bis 80 Stunden und einem Stuhlgewicht von ca. 110 g/die resultierte (34). Gemäß der Hypothese ist ein Kolon unter ballaststoffreicher Ernährung mit großvolumigeren Stühlen weiter distendiert als unter der ballaststoffarmen Kost und der notwendige Druck um das Kolon zu distendieren ist gemäß dem Gesetz von Laplace umso größer, je kleiner der Durchmesser. Die Passage von Stuhl durch ein enges Kolon erfordert höhere intraluminale Drücke und resultiert in der Ausformung von Pulsionsdivertikeln.

Weitere die Hypothese unterstützende Indizien waren der offensichtliche Anstieg der Inzidenz der Divertikelkrankheit in den westlichen Industrienationen während des 20. Jahrhunderts sowie die offensichtliche Abnahme des Verzehrs von Ballaststoffen während dieses Zeitraumes in diesen Ländern. Schließlich beobachteten Burkitt und Painter auch noch, dass die schwarze Bevölkerung Amerikas eine ähnliche Prävalenz der Divertikelkrankheit aufwies wie die weiße amerikanische Bevölkerung (13).

Die Richtigkeit der nun seit 40 Jahren als Faktum akzeptierten und propagierten Ballaststoff-Hypothese wird heute jedoch zunehmend hinterfragt (3, 35, 36). Zunächst ist festzuhalten, dass die von Burkitt und Painter untersuchten Populationen bezüglich ihres Lebensalters bzw. der Lebenserwartung nicht vergleichbar sind. Die Lebenserwartung der Bevölkerung in den westlichen Industrienationen ist während des 20. Jahrhunderts stetig angestiegen und liegt heute bei über 80 Jahren und der Anstieg der Inzidenz der Divertikulose mag auch diese Entwicklung widerspiegeln. Im Gegensatz hierzu bleibt die Lebenserwartung auf dem afrikanischen Kontinent niedrig. Die WHO-Daten des Jahres 2008 weisen für Südafrika und Kenia und damit den Ländern auf die sich die Autopsie-Zahlen von Burkitt und Painter beziehen eine Lebenserwartung von 51 Jahren aus (3). In der Altersgruppe unter 50 Jahren finden sich aber auch in westlichen Ländern nur sehr wenige Patienten, die mit einer Divertikelkrankheit symptomatisch werden. Ferner ist einzuwenden, dass die zitierten Autopsie-Studien in den 50er Jahren durchgeführt wurden, die Untersuchten sind folglich im frühen 20. Jahrhundert zur Welt gekommen. Von einer präzisen Dokumentation der Ballaststoffzufuhr in diesen Populationen ist nicht auszugehen. Ferner weist die Diät heute in Afrika lebender Menschen eine erhebliche Variabilität in Abhängigkeit von geographischer Lage, sozialem Status und Grad der Urbanisierung auf. In vielen Teilen Afrikas liegt darüber hinaus eine Mangelernährung sowohl bezüglich der Zufuhr von Energie als auch von Makro- und Mikronährstoffen vor. Zukünftige Untersuchungen sollten folglich nicht nur die Ballaststoffzufuhr sondern auch andere Komponenten der Diät mit ins Kalkül einbeziehen.

Die wenigen Beobachtungsstudien, die mit der Frage der Abhängigkeit des Risikos für das Auftreten der Divertikelerkrankung von der Ballaststoffzufuhr durchgeführt wurden, unterstützen im Wesentlichen die Ballaststoff-Hypothese (37, 38, 39, 40, 41). Zwei der drei Fall-Kontroll-Studien von Manousos et al. (39) und Brodribb et al. (37) sowie die einzige prospektive Fall-Kontroll-Studie (40, 42) fanden bei von der Divertikelkrankheit Betroffenen einen niedrigeren Verzehr von Ballaststoffen. Im Gegensatz hierzu fand die Fall-Kontroll-Studie in einer asiatischen Kohorte keinen Zusammenhang zwischen dem Verzehr von

Ballaststoffen und diesem Fall dem Risiko für eine rechtsseitige Divertikelkrankheit (41). Zu allen Studien wird kritisch angemerkt, dass sie methodische Schwächen aufweisen. Der geringere Verzehr von Ballaststoffen durch die "Fälle" mit Divertikelkrankheit könnte lediglich ein Vermeidungsverhalten der Betroffenen wiederspiegeln, um Schmerzen durch die Distension des entzündeten Darmes durch großvolumige Stühle und Flatulenz sowie lebhafte Peristaltik zu umgehen.

Bei der prospektiven Fall-Kontroll-Studie handelt es sich um die "*Health Professionals Follow-up*"-Studie bei der 51.529 US-amerikanische, im Gesundheitswesen tätige Männer zwischen 40 und 75 Jahren von 1986 an in zweijährigen Abständen Fragebögen zu ihrer Gesundheit erhielten. An Hand dieser Kohorte wurden unterschiedlichste epidemiologische Fragen bearbeitet. Zur Frage des Zusammenhangs der Ballaststoffzufuhr mit dem Risiko für die Divertikelkrankheit wurden zwei Arbeiten publiziert. Für die erste wurden 47.888 Fragebögen ausgewertet. Nach 4 Jahren fanden sich 385 Fälle neu aufgetretener Divertikelkrankheit. Die Ballaststoffzufuhr verhielt sich invers zu dem Risiko einer Divertikelkrankheit mit einem relativen Risiko (RR) von 0,58. Für die zweite Arbeit, die unterschiedliche Methoden der Nahrungsmittel-Analyse einbezog, wurden 43.881 Fragebögen ausgewertet, es fanden sich 362 Fälle einer selbstberichteten, symptomatischen Divertikelkrankheit. Wiederum fand sich die inverse Relation zwischen Ballaststoffzufuhr und Risiko für die Divertikelkrankheit mit einem RR=0,63 für nicht lösliche Ballaststoffe und RR=0,52 für Zellulose. Auch für diese Arbeiten gilt, dass die Probanden bei Studienbeginn nicht auf die Präsenz einer Divertikelkrankheit untersucht wurden, d.h. es ist nicht auszuschließen, dass eine bereits präsente Erkrankung die Nahrungspräferenzen beeinflusst hat.

Bei dieser großen potentiell epidemiologisch informativsten Studie kommt wiederum die Verwirrung um die Begriffsdefinitionen zum Tragen (40). Aus der Einleitung zu dem Artikel ist eindeutig zu entnehmen, dass hier der Begriff Divertikelkrankheit synonym mit Divertikulose verwendet wird. Es werden Personen mit "symptomatischer" Divertikelkrankheit identifiziert, die aus den Angaben zu berechnende Inzidenz für eine durch abdominelle Schmerzen und Änderung der Stuhlgewohnheiten (n=271), Blut im Stuhl (n=50) oder eine gastrointestinale Blutung (n=41) "symptomatische" Divertikelkrankheit beträgt 205/100.000/Jahr. Diese Inzidenz ist im Vergleich mit einer jüngeren Studie aus den USA hoch (32). Problematisch an der Arbeit ist jedoch, dass die Studie eigentlich darauf abzielt Risikofaktoren für die Entstehung von Divertikeln herauszuarbeiten, aus methodischen Gründen aber nur Personen mit "symptomatisch" gewordenen Divertikeln identifiziert. Die Gesamtheit der Personen mit "asymptomatischen" Divertikeln dürfte in der Altersgruppe zwischen 45 und 75 Jahren bei ca. 30-50 % der 43.881 untersuchten Personen liegen. Als Vergleichskollektiv für die "Fälle" dient somit eine Gruppe, die ebenfalls zu einem hohen Prozentsatz Divertikel ausgebildet hat. Der in der Arbeit immer wieder gezogene Schluss, dass die Zufuhr von mehr Ballaststoffen das Risiko für das Auftreten einer Divertikelkrankheit - und gemeint ist damit einer Divertikulose - reduziert ist somit nicht belegt. Gezeigt wurde lediglich, dass die kleine Gruppe der Divertikelträger, die eine Symptomatik ausbildeten weniger Ballaststoffe verzehrten als die Vielzahl der symptomlosen Divertikelträger.

Ein weiterer potentieller Schwachpunkt dieser Studien könnte eine direkte oder inverse Abhängigkeit von anderen Diätparametern vom Ballaststoff-Verzehr sein. Beispielsweise kann die Aufnahme von Ballaststoffen umgekehrt mit der Gesamtenergie-Aufnahme korreliert sein. Eine gesteigerte Energiezufuhr kann zur Adipositas führen, wobei diese wiederum als unabhängiger Risikofaktor zumindest für die komplizierte Divertikelkrankheit identifiziert wurde (43, 44, 45). Arbeiten zum Zusammenhang zwischen der Divertikulose und der Adipositas liegen bislang nicht vor.

## Adipositas

Die jüngste zur Adipositas publizierte Studie beruht ebenfalls auf den Daten der "Health Professionals Follow-up"-Kohorte. Sie fand ein RR=1,78 für die Entwicklung einer Divertikulitis und ein RR=3,19 für das Auftreten einer Divertikelblutung bei Männern mit einem BMI $\geq$ 30 kg/m$^2$ gegenüber denjenigen mit einem BMI < 21 kg/m$^2$. Der Taillenumfang sowie das Verhältnis von Taillen- zu Hüftumfang stellten ebenfalls unabhängige Risikofaktoren für eine Divertikulitis bzw. eine Divertikelblutung dar (45).

### Körperliche Aktivität

Der Zusammenhang zwischen körperlicher Aktivität und einer komplizierten Divertikelerkrankung wurde im Rahmen der "Health Professionals Follow-up"-Studie bereits zweimal ausgewertet (46, 47). Das RR für Männer in der höchsten Aktivitätsgruppe mit ≥ 57,4 metabolischen Äquivalentstunden pro Woche (MET-h/Woche) betrug 0,75 für die Divertikulitis und 0,54 für die Divertikelblutung verglichen mit Männern in der niedrigsten Aktivitätsgruppe (≤ 8,2MET-h/Woche). Der protektive Effekt wurde von anstrengenderen Betätigungen wie Joggen, Fahrradfahren, Schwimmen, Tennisspielen jedoch nicht durch Walking, Wandern oder Treppensteigen vermittelt. Die anstrengende physische Aktivität resultierte in einem RR=0,66 für die Divertikulitis und einem RR=0,61 für die Divertikelblutung (47).

### Weitere Faktoren

Weitere in der Literatur beschriebene Lebensstil-assoziierte Risikofaktoren betreffen den Verzehr von rotem Fleisch (39, 41, 42), hohen sozioökonomischen Status in einer griechischen Kohorte (39), arterielle Hypertonie (44) und hohe Geburtenzahl (39).

Nüsse, Mais sowie Popcorn wurden jüngst wiederum im Rahmen der "*Health Professionals Follow-up*"-Studie von einer Assoziation mit vermehrtem Auftreten von Divertikulitiden und Divertikelblutungen freigesprochen (48). Die gleiche Kohorte lieferte dagegen Hinweise dafür, dass regelmäßige Einnahme von NSAR und Paracetamol ein erhöhtes Risiko für das Auftreten einer Divertikulitis und Divertikelblutung mit sich bringen (RR=2,24 für NSAR und RR=1,81 für Paracetamol). Das erhöhte Risiko ging hierbei zum großen Teil auf Kosten von Blutungen mit einem RR=4,64 für NSAR sowie von RR=13,63 für Paracetamol (49).

Die Evidenz für diese Risikofaktoren ist noch schwächer als für die Ballaststoff-Hypothese. Wiederum sind komplexe Zusammenhänge zwischen den einzelnen Risikofaktoren möglich. Geringe körperliche Aktivität könnte im Zusammenhang mit arterieller Hypertonie und Adipositas stehen. Eine symptomatische Divertikelerkrankung könnte möglicherweise auch die Mobilität des Patienten beeinträchtigen. Der hohe sozioökonomische Status in Griechenland könnte zu höherem Verzehr von rotem Fleisch und wiederum in geringerem Verzehr von Ballaststoffen resultieren (3).

Zusammenfassend deuten die derzeit vorliegenden Studien zwar auf einen Zusammenhang zwischen Diät bzw. Lebensstil und dem Risiko für die Divertikelerkrankung hin, es fehlen jedoch wirklich eindeutige und schlüssige Daten. Derzeit ist schwer zu erkennen, wie dieses Dilemma zu lösen ist. Langzeit-Interventionsstudien mit dem Ziel durch Diät die Erstmanifestation der Divertikelkrankheit zu unterbinden erscheinen nicht praktikabel. Die beiden Interventionsstudien, die untersuchten, ob der Verzehr von Ballaststoffen die Komplikationen der Divertikelerkrankung verhindern kann, erbrachten keine eindeutigen Ergebnisse (50, 51).

### Tierexperimentelle Studien

Auch tierexperimentelle Daten scheinen auf den ersten Blick die Ballaststoff-Hypothese zu unterstützen. Extreme diätetische Manipulationen im Ratten- oder Kaninchenmodell führen zur Ausbildung von Kolondivertikeln. In der Regel wurde Nahrung verfüttert, die einen hohen Eiweiß- bzw. Fettanteil und einen niedrigen Ballaststoffanteil hatte. Aber auch ballaststoffreiches Futter führte zur Ausbildung von Divertikeln, wenn die Ballaststoffquelle nicht durch Bakterien fermentiert werden konnte. Weiterhin führte eine ballaststoffreiche Ernährung der Rattenmütter während der Tragzeit zu einem Schutz der Nachkommen vor einer Divertikulose im späteren Leben. Auch hier wird spekuliert, dass die maternale, bakterielle Flora, die auf die Nachkommen übertragen wird den schützenden Faktor darstellen könnte. Es bestehen jedoch Einwände gegen die Validität des Rattenmodells, weil das Kolon der Ratte sich anatomisch stark von dem des Menschen unterscheidet. Bei jeder Nahrungsintervention kann sowohl die Reduktion des einen Nahrungsbestandteils (z.B. Ballaststoffe) als auch das Plus an anderen Nahrungsbestandteilen zu dem beobachteten Effekt führen (3).

## 2.3.2. Genetik

Verschiedene Beobachtungen legen nahe, dass eine genetische Prädisposition eine Rolle bei der Entstehung von Divertikeln spielt. Zunächst weisen mehrere seltene genetische Syndrome eine starke Assoziation mit Divertikeln des Kolons und anderer innerer Organe auf. Hierzu zählen das Marfan-Syndrom, Ehlers-Danlos-Syndrom, Williams-Beuren-Syndrom, polyzystische Degeneration der Nieren (PKD) und Coffin-Lowry-Syndrom (3, 52). Obgleich sich die Ätiologie der Divertikel bei diesen Syndromen von der der sporadischen, alters-abhängigen Divertikulose unterscheiden mag, könnten sie zumindest einen Einblick in den Krankheitsmechanismus gewähren. Einige der Syndrome gehen mit einer Störung des Bindegewebes einher. Das Marfan-Syndrom ist eine autosomal-dominant vererbte Erkrankung mit einem Defekt im FBN-1-Gen, das für das Glykoprotein Fibrillin kodiert und eine elementare Strukturkomponente der elastischen Fasern darstellt. Das Ehlers-Danlos-Syndrom beruht entweder auf einer Mutation im COL5A1- oder COL5A2-Lokus, die für einen Teil des Kollagen Typ V Proteins kodieren oder auf Mutationen des extrazellulären Matrix-Proteins Tensascin-X. Das Williams-Beuren-Syndrom wird durch die Deletion von etwa 20 Genen auf Chromosom 7 verursacht, die vermutlich zu einer Haploinsuffizienz von Elastin führt. Die PKD geht in bis zu 83 % mit einer Divertikulose des Kolons einher und Patienten, die eine Nierentransplantation erhalten sind durch häufig auftretende Divertikulitiden gefährdet (53). Die PKD ist auf Mutationen der PKD1 und 2 Gene zurückzuführen, die für Zellmembran-gebundene Polycystin-Proteine kodieren, die möglicherweise mit der extrazellulären Matrix interagieren und Signaltransduktionswege für Zellmigration und Differenzierung regulieren. Auch das Coffin-Lowry-Syndrom wird mit einem gestörten Kollagen-Metabolismus in Zusammenhang gebracht. In der Zusammenschau legen diese Syndrome, denen ein Defekt in der extrazellulären Matrix gemeinsam ist, nahe, dass die Akkumulation von Kollagen und Elastin in der glatten Muskulatur eine Voraussetzung für die Entstehung sporadischer Divertikel sein könnte (3).

Bislang wurden einige wenige Fallberichte über ein erhöhtes familiäres Risiko für die Divertikelkrankheit in der Allgemeinbevölkerung bekannt, es liegen jedoch keine größeren, systematischen Untersuchungen zu dieser Fragestellung vor (3, 52). Zusammengenommen mit den ethnischen Unterschieden bezüglich der Divertikellokalisation und des Patientenalters bei der Manifestation der Divertikelkrankheit ist eine genetische Komponente in der Ätiologie dieses Krankheitsbildes jedoch wahrscheinlich.

## 2.4. Natürlicher Verlauf

In der Literatur existieren spärlich belegte Schätzungen, dass von 100 Personen mit einer Divertikulose 80 lebenslang symptomfrei bleiben. Nur bei 20 entwickelt sich somit eine symptomatische Divertikulose. Hiervon berichten 75 % also 15 Patienten über Symptome wie krampfartige Schmerzen, Blähungen, Flatulenz oder unregelmäßige Stuhlgewohnheiten, die auch mit der Diagnose Reizdarmsyndrom vereinbar sind. Zeichen der Entzündung finden sich bei diesen Patienten nicht. Lediglich bei dem verbleibenden Viertel der symptomatischen Patienten, also 5 Betroffenen entwickelt sich eine Divertikulitis. Von den Patienten mit Divertikulitis haben 75 % eine unkomplizierte Divertikulitis und nur 25 % also etwa 1 Patient entwickelt eine komplizierte Divertikulitis mit Ausbildung von Abszess, Perforation, Stenose oder Fistel (54, 55, 56, 57).

### 2.4.1. Rekurrierende (chronische) Divertikulitis

Kleine Studien aus den späten 50er Jahren hatten gezeigt, dass mehr als 40 % der Patienten nach der ersten Episode einer Divertikulitis ein Rezidiv entwickeln und dass dieses bei 30 bis 60 % mit Komplikationen einhergeht. Parks publizierte 1969 eine prospektive Studie, in der 455 Patienten mit einer Divertikelkrankheit von 1951 und 1965 über einen Zeitraum von 1 bis 16 Jahren verfolgt wurden. Es wurden 317 Patienten mit Divertikulitis stationär aufgenommen, von diesen erlitten 25 % eine zweite Episode, 4 % eine dritte und 1,6 % eine vierte Episode. Die Mortalität stieg von 4,7 % während der ersten Episode auf 7,8 % während der Folgebehandlungen (14). Parks schloss hieraus, dass eine konservative Therapie von Rezidiv zu Rezidiv weniger erfolgreich ist. Auf dem Boden dieser 30 bis 40 Jahre alten Daten empfahl das *American College of Gastroenterology* noch 1999, dass "Rezidive weniger wahrscheinlich auf eine medikamentöse Therapie ansprechen und eine höhere Mortalität aufweisen, daher stimmen die meisten Experten überein, dass nach 2 Attacken einer unkomplizierten Divertikulitis eine elektive Resektion durchgeführt werden sollte" (57).

Eine Serie seit 1998 publizierter Studien zog das bisherige Dogma des natürlichen Verlaufs in Zweifel (22, 54). Unter anderem berichtete Chapman im Jahr 2006 über 330 Patienten mit Divertikelkrankheit aus der Mayo Klinik. Bei der Mehrheit der Patienten, nämlich 54,6 % war eine komplizierte Divertikulitis die Erstmanifestation der Erkrankung. Bei den Patienten, die mit einer Perforation zur Aufnahme kamen, war dies gar in 68 % der Fälle die Erstmanifestation. Die Mortalität war folgerichtig bei den Patienten ohne vorhergehende Divertikulitis-Schübe mit 10 % deutlich höher als bei den Patienten mit vorausgegangen Divertikulitis-Schüben (2,5 %) (58). Ferner berichteten mehrere Arbeitsgruppen, dass mit 2-25 % nur eine Minderheit der Patienten mit einer ersten Divertikulitis-Episode eine rekurrierende Divertikulitis entwickelt, das Risiko hierfür ist im ersten Jahr am höchsten und sinkt dann rasch ab (59, 60).

## Operative Komplikationen

Bei der Entscheidung des richtigen Zeitpunkts für eine elektive Resektion bei der rekurrierenden Divertikulitis muss auch die operative Morbidität und Mortalität mit einbezogen werden. Die Mortalität wird mit bis zu 2,3 % angegeben, bei bis zu 14,2 % wird eine Anus praeter-Anlage notwendig (60). Die chirurgische Universitätsklinik Heidelberg publizierte jüngst ihre Daten von 168 Patienten mit Sigmadivertikulitis. Ein Drittel der Patienten wurde notfallmäßig (innerhalb von 24 Stunden) operiert, davon 62 % offen und 35 % laparoskopisch mit einer Konversionsrate von 3 %. 14 % der Patienten benötigten eine Bluttransfusion, 20 % litten unter einer chirurgischen Infektion, chirurgische Komplikationen traten bei 24 % der Patienten auf mit der Notwendigkeit einer Re-Laparotomie bei 9,5 %. Eine Anastomoseninsuffizienz trat bei 3,3 % an der primären Anastomose und bei 4,3 % am Hartmannstumpf auf. Die Gesamtmortalität betrug 4,1 % (61).

## Risiko des Rezidivs nach chirurgischer Therapie

Das Ziel der elektiven Chirurgie der Divertikelkrankheit ist die Risiken der rekurrierenden Divertikulitis und ihrer assoziierten Morbidität und Mortalität zu vermeiden. Eine rekurrierende Divertikulitis kann jedoch auch nach chirurgischer Therapie auftreten. Benn und Kollegen beschrieben in ihrer Studie an 501 Patienten als Hauptprädiktor hierfür das Belassen des distalen Sigmas mit Anlage einer kolosigmoidalen Anastomose. In dieser Situation fanden sie eine mit 12,5 % doppelt so hohe Rezidivrate wie bei kompletter Sigmaresektion und Anlage einer kolorektalen Anastomose (Rezidivrate 6,5 %) (62).

Die Frage des Rezidivrisikos nach chirurgischer Therapie der Divertikelkrankheit wurde in einer jüngeren retrospektiven Arbeit aus Nijmwegen, Niederlande unter Einschluss von 183 Patienten erneut beleuchtet. Sie betrug in dieser Arbeit 8,2 % nach 5 Jahren und 16 % nach 15 Jahren. Als Risikofaktoren für ein Rezidiv wurden jüngeres Alter bei der Operation (54 Jahre im Mittel in der Gruppe mit Rezidiv vs. 64 Jahre in der rezidivfreien Gruppe) sowie fortgesetzte postoperative Beschwerden angegeben. Diese wurden immerhin von 22 % der primär operierten Patienten angegeben. Der in der Arbeit von Benn angegebene Risikofaktor "Lokalisation der Anastomose" konnte in dieser Arbeit nicht bestätigt werden (63).

Die Autoren kommen auf der Grundlage ihrer Daten zu dem Schluss, dass das lange tradierte Dogma der Indikation zur operativen Therapie der unkomplizierten Divertikelkrankheit nach der zweiten symptomatischen Episode verlassen werden sollte. Die Rationale für dieses Vorgehen war das Auftreten eines Schubes einer komplizierten Divertikulitis zu verhindern und die Notwendigkeit von Notfall-Operationen zu reduzieren. Die Daten der Studie zeigen jedoch, dass jeder sechste operierte Patient sich einer erneuten Operation unterziehen muss, dass 22 % der Patienten unter fortgesetzten Beschwerden leiden und dass 80 % der Patienten, die notfallmäßig operiert wurden keine vorausgegangene Episode der Divertikelkrankheit aufwiesen. Ferner gingen die Divertikulitis-Rezidive nicht mit einer erhöhten Rate an notfallmäßigen Eingriffen einher. Die Langzeit-Morbidität, die mit der Rückverlegung des Kolostomas einhergeht, ist ein weiteres Argument für die zurückhaltende Selektion der Patienten für die operative Therapie der unkomplizierten Divertikelkrankheit (63).

Es besteht heutzutage ein breiter Konsens, dass die elektive Resektion des divertikeltragenden Kolonsegmentes nach einem Divertikulitisschub nicht routinemäßig nach einer bestimmten Zahl an Schüben erfolgen soll, sondern immer eine Einzelfallentscheidung ist (22, 60, 64, 65). Dies findet auch in den Empfehlungen der Amerikanischen Gesellschaft der kolorektalen Chirurgen Ausdruck (66).

Es werden nun verschiedene Ansätze gewählt, um eine Entscheidungshilfe für den richtigen Zeitpunkt der elektiven Chirurgie bei der rekurrierenden Divertikulitis zu generieren. In einer jüngeren retrospektiven Studie an 112 Patienten wurden Hypalbuminämie, COPD und Steroidgebrauch als Risikofaktoren für die Notwendigkeit einer Resektion herausgearbeitet (67). Auf Grund von Kosteneffektivitäts-Analysen kamen zwei Arbeitsgruppen zu unterschiedlichen Ergebnissen für den optimalen Zeitpunkt einer elektiven operativen Therapie. Eine Studie fand optimale Kosteneffektivität bei Resektion nach der dritten Divertikulitis-Episode (68), eine andere erst nach der vierten Attacke (69).

### 2.4.2. Junge Patienten

Nur ein kleiner Teil der Patienten, die eine Divertikulitis entwickeln, ist jünger als 50 Jahre. Früher bestand die Auffassung, dass diese Patienten einen besonders aggressiven Krankheitsverlauf mit höheren Komplikationsraten aufweisen. Die Therapieempfehlungen des *American College of Gastroenterology* beinhalteten daher eine elektive Resektion nach dem ersten Divertikulitis-Schub für diese Patientengruppe (57). In einer Reihe von neueren Studien verlief die Divertikelkrankheit bei jüngeren und älteren Patienten jedoch ähnlich. Natürlich haben jüngere Patienten ein höheres kumulatives Risiko im Verlauf ihres Lebens ein Rezidiv zu entwickeln als ältere Patienten (22, 60, 66). Die Empfehlungen der Amerikanischen Gesellschaft der kolorektalen Chirurgen differenzieren auf dem Boden der derzeitigen Datenlage nicht mehr zwischen der Therapie jüngerer und älterer Patienten (66).

### 2.4.3. Immunsupprimierte Patienten

Eine weitere Patientengruppe, die in der Literatur bezüglich der Indikation zur elektiven Chirurgie gesondert betrachtet wird, ist die der Immunsupprimierten. Hier wird in erster Linie ins Feld geführt, dass Patienten, die eine Chemotherapie erhalten, wegen einer Organtransplantation oder einer anderen Erkrankung immunsupprimiert sind, ein höheres Risiko haben schwere Komplikationen im Rahmen einer perforierten Divertikulitis auszubilden. Weiterhin sei ein Notfalleingriff in dieser Kohorte mit einer erhöhten Morbidität und Mortalität vergesellschaftet. Auf diesem Boden sollte bei immunsupprimierten Patienten die elektive Resektion nach dem ersten Divertikulitis-Schub erwogen werden (22, 58). Die zu HIV-positiven Patienten vorliegenden Daten unterstützen dieses Vorgehen nicht automatisch. In 15 Studien in denen Notfalleingriffe an HIV-positiven Patienten aufgearbeitet wurden fanden sich fast keine Divertikulitis-Fälle, so dass die Frage nach einer erhöhten Inzidenz der Divertikulitis in einer immunsupprimierten Population negativ beantwortet werden kann, selbst wenn die Daten alterskorrigiert betrachtet werden (70). Die Beantwortung der Frage, ob die Erkrankung in dieser Population einen schwereren Verlauf oder eine ernstere Prognose aufweist, hängt stark von dem Ausmaß der Immunsuppression ab. Der Verlauf großer abdomineller Eingriffe ist nicht negativ beeinflusst solange die CD4-Zellzahl über 50 bis 200/µl oder die Viruslast unter 10.000 bis 30.000 Kopien liegt (70).

### 2.4.4. Rechtsseitige Divertikulitis

Die in der westlichen Welt seltene rechtsseitige Divertikulitis hat fast ausnahmslos einen benignen Verlauf und kann daher in den meisten Fällen konservativ behandelt werden (71).

### 2.4.5. Risiko für Polypen und Kolonkarzinom bei Divertikulose und Divertikulitis

Die mögliche Assoziation von Divertikulose und kolorektalem Karzinom wurde in den 80er Jahren auf dem Boden einer Studie postuliert, die bei beinahe einem Drittel der Patienten mit Divertikulose eine neoplastische Läsion (fortgeschrittenes Adenom oder Karzinom) aufdeckte (72). Der Bericht, dass bei 50 % der Patienten mit einer endoskopisch nicht passierbaren Divertikulitis-assoziierten Striktur später ein Karzinom diagnostiziert wurde unterstützte diese Hypothese weiter (73). Zweifelsohne teilen die Divertikulose und das kolorektale Karzinom auch einige epidemiologische Gemeinsamkeiten. Beide Erkrankungen weisen in den letzten Jahrzehnten eine steigende Inzidenz auf und sind Erkrankungen des Menschen > 50 Jahre, der in der westlichen Welt lebt. Auch pathogenetische Faktoren wie Bewegungsmangel und ballaststoffarme Ernährung werden bei beiden Erkrankungen diskutiert (74). Die bevorzugte Lokalisation im linksseitigen Kolon findet sich übereinstimmend bei beiden Krankheitsbildern. Ferner findet man bei Patienten mit Divertikelkrankheit pathologische Veränderungen wie Entzündung, alterierte extrazelluläre Matrix oder aberrante Kryptfoci, die auch in der Pathogenese des kolorektalen Karzinoms eine Rolle spielen. Trotz der ersten suggestiven Daten und den plausiblen Verknüpfungen zwischen beiden Krankheitsbildern, ergibt ein umfangreicher – aber qualitativ schlechter – Datenapparat zum jetzigen Zeitpunkt keine klare Evidenz für eine Häufung von Adenomen oder Karzinomen bei Patienten mit Divertikulose (74). Dieser fehlende Zusammenhang zwischen kolorektalen Neoplasien und Divertikulose/Divertikulitis wird auch durch eine jüngere, retrospektive Untersuchung an 4241 Patienten aus der Universitätsklinik Amsterdam unterstrichen (75). Als Konsequenz sollten Patienten nach einem Divertikulitis-Schub koloskopiert werden um das gleichzeitige Vorliegen eines Karzinoms auszuschließen, ein über die übliche Vorsorge hinausgehendes Überwachungsprogramm ist jedoch nicht gerechtfertigt (74).

### 2.4.6. Divertikelblutung

Die Divertikelblutung betrifft zwischen 3 und 15 % der Patienten mit Divertikelkrankheit und ist für 20 bis 40 % der unteren gastrointestinalen Blutungen verantwortlich (76, 77, 78). Entsprechend der Altersverteilung der Patienten mit Divertikulose treten auch Divertikelblutungen kaum bei Patienten < 50 Jahren auf. Obgleich 70-90 % der Divertikel in der westlichen Welt im linksseitigen Kolon lokalisiert sind, treten entsprechend der allgemeinen Literaturmeinung etwa 60 % der Divertikelblutungen proximal der linken Flexur auf (76). Eine jüngere Studie fand dagegen die Mehrzahl der Blutungen am Schwerpunkt des Divertikelbefalls, also im linksseitigen Kolon (79). Als Risikofaktoren für die Divertikelblutung werden Erkrankungen genannt, die entweder eine Rolle in der Arteriosklerose spielen oder Ausdruck derselben sind wie z.B. arterielle Hypertonie, Diabetes mellitus, Hyperurikämie oder koronare Herzerkrankung. Zu den Medikamenten, die mit einem erhöhten Risiko für eine Divertikelblutung assoziiert sind, gehören Antikoagulantien, NSAIDs, Aspirin®, Steroide und Calcium-Antagonisten. Eine Entzündung des blutenden Divertikels liegt nur selten vor (76, 79). Auch nach einer Koloskopie bleibt in etwa 20 % der Fälle das blutende Divertikel nicht lokalisierbar.

Zwischen 75 und 90 % der Divertikelblutungen kommen spontan zum Stillstand. In der Arbeit von McGuire kam die Blutung bei Patienten, die weniger als 4 Blutkonserven pro Tag benötigten praktisch immer zum Stehen, dagegen mussten 60 % der Patienten, die mehr als 4 Konserven pro Tag benötigten einer Notfall-Operation unterzogen werden (80). Als interventionelle, nicht-operative Therapieoptionen sind die angiographische Vasopressin-Applikation mit einer primären Erfolgsrate von 36-90 % und einer Rezidivrate von 22-71 % sowie die selektive Embolisierung mit einer primären Erfolgsrate von 71-90 % und einer deutlich günstigeren Rezidivrate von 15-20 % beschrieben (76). Die chirurgische Resektion ist eine Option falls endoskopische oder angiographische Interventionen nicht zum Ziel führen bzw. nicht zur Verfügung stehen oder bei häufig rezidivierenden Blutungen. Die sogenannte "blinde" Resektion ohne vorherige Lokalisation der Blutungsquelle wird in der Literatur wegen der erheblichen Rezidivblutungsrate von bis zu 25 % und einer hohen Morbidität und Mortalität nicht empfohlen (76, 80).

Longstreth berichtet Rezidivraten von 9 % nach 1 Jahr, 10 % nach 2 Jahren, 19 % nach 3 Jahren und 25 % nach 4 Jahren. Die Mortalität dieser Patienten beträgt 1 % nach 1 Jahr, 15 % nach 2 Jahren, 18 % nach 3 Jahren und 20 % nach 4 Jahren. Allerdings starb keiner der Patienten blutungsbedingt (78).

## 2.5. Literatur

1. Sandler, R.S., Everhart, J.E., Donowitz, M., et al. The burden of selected digestive diseases in the United States. Gastroenterology 122, 1500 – 1511 (2002)

2. Floch, M.H. A hypothesis: is diverticulitis a type of inflammatory bowel disease? J. Clin. Gastroenterol. 40, S121 – S125 (2006)

3. Commane, D.H., Arasaradnam, R.P., Mills, S., Mathers, J.C., Bradburn, M. Diet, ageing and genetic factors in the pathogenesis of diverticular disease. World J. Gastroenterol. 28, 2479 – 2488 (2009)

4. Patterson, S.W. The history of diverticulitis of the intestine. Proc. R. Soc. Med. 43, 785 – 789 (1950)

5. Jun, S., Stollman N. Epidemiology of diverticular disease. Best Pract. Res. Clin. Gastroenterol. 16, 529 – 542 (2002)

6. Graser, E. Über multiple falsche Darmdivertikel in der Flexura sigmoidea. Münch. Med. Wschr. 46, 721 – 723 (1899)

7. Telling, W.H.M. Aquired diverticula of the sigmoid flexure, considered especially in relation to secondary pathological processes and their clinical symptoms. Lancet (i), 843 – 850, 928 – 931 (1908)

8. Telling, W.H.M. Discussion on diverticulitis. Proc. R. Soc. Med. 13, 55 – 64 (1920)

9. Mayo, W.J, Wilson, L.B., Giffin, H.Z. Acquired diverticulitis of the large intestine. Surg. Gynecol. Obstet. 5, 8 – 15 (1907)

10. Case, J.T. The roentgen demonstration of multiple diverticula of the colon. Am. J. Ro. 2, 654 – 658 (1914)

11. Haenisch, G.F. Röntgenologische Darmdiagnostik. Dtsch. Med. Wschr. 46, 721 – 723 (1914)

12. Painter, N.S., Burkitt, D.P. Diverticular disease of the colon: a deficiency disease of Western civilization. Br. Med. J. 2, 450 – 454 (1971)

13. Painter, N.S., Burkitt, D.P. Diverticular disease of the colon, a 20$^{th}$ century problem. Clinics in gastroenterology 1, 3 – 21 (1975)

14. Parks, T.G. Natural history of diverticular disease of the colon. A review of 521 cases. Br. Med. J. 4, 639 – 645 (1969)

15. Korzenik, J.R. Diverticulitis: new frontiers for an old country. Risk factors and pathogenesis. J. Clin. Gastroenterol. 42, 1128 – 1129 (2008)

16. Hughes, L.E. Postmortem survey of diverticular disease of the colon. I. Diverticulosis and diverticulitis. Gut 10, 336 – 344 (1969)

17. Munson, K.D., Hensien, M.A., Jacob, L.N., Robinson, A.M., Liston, W.A. Diverticulitis: a comprehensive follow-up. Dis. Colon Rectum 39, 318 – 324 (1996)

18. Russo, M.W., Wie, J.T., Thiny, M.T. et al. Digestive and Liver Disease Statistics, 2004. Gastroenterology 126, 1448 – 1453 (2004)

19. Hall, K.E., Proctor, D.D., Fisher, L., Rose, S. American Gastroenterological Association Future trends Committee Report: effects of aging of the population on gastroenterology practice, education, and research. Gastroenterology 129, 1305 (2005)

20. Jacobs, D.O. Diverticulitis N. Engl. J. Med. 357, 2057 – 2066 (2007)

21. Martel, J., Raskin, J.B. History, incidence, and epidemiology of diverticulosis. J. Clin. Gastroenterol. 42, 1125 – 1127 (2008)

22. Touzios, J.G., Dozois, E.J. Diverticulosis and acute Diverticulitis. Gastroenterol. Clin. North. Am. 38, 513 – 525 (2009)

23. Hjern, F., Johannsson, C., Mellgren, A., Baxter, N.N., Hjern, A. Diverticular disease and migration – the influence of accultaration to a western lifestyle on diverticular disease. Aliment. Pharmacol. Ther. 23, 797 – 805 (2006)

24. Jeyararjah, S., Tekkis, P.P., Aylin, P., Bjarnason, I., Papagrigoriadis, S. Diverticular disease hospital admission is increasing in England with poor outcomes in the elderly and emergency admissions. Aliment. Pharmacol. Ther. (2009); doi: 10.1111/j.1365-2036.2009.04098.x

25. Humes, D.J., Solaymani-Dodaran, M., Fleming, K.M., Simpson, J., Spiller, R.C., West, J. A population-based study of perforated diverticular disease incidence and associated mortality. Gastroenterology 136, 1198 – 1205 (2009)

26. Makela, J., Kiviniemi, H., Laitinen, S. Prevalence of perforated sigma diverticulitis is increasing. Dis Colon Rectum 45, 955 – 961 (2002)

27. Kang, J.Y., Hoare, J., Tinto, A. et al. Diverticular disease of the colon – on the rise: a study of hospital admissions in England between 1989/1990 and 1999/2000. Aliment. Pharmacol. Ther. 17, 1189 – 1195 (2003)

28. Hart, A.R., Kennedy, H.J., Stebbings, W.S. et al. How frequently do large bowel diverticula perforate ? An incidence and cross-sectional study. Eur. J. Gastroenterol. Hepatol. 12, 661 – 665 (2000)

29. Morris, C.R., Harvey, I.M., Stebbings, W.S.L. et al. Incidence of perforated diverticulits and risk factors for death in a UK population. Br. J. Surg. 95, 876 – 881 (2008)

30. Ferzoco, L.B., Raptopoulos, V., Silen, W. Acute Diverticulitis. N. Engl. J. Med. 338, 1521 – 1526 (1998)

31. Morris, C.R., Harvey, I.M., Stebbings, W.S.L. et al. Anti-inflammatory drugs, analgetics, and the risk of perforated colonic diverticular disease. Br. J. Surg. 90, 1267 – 1272 (2003)

32. Bridges, C., Jung, H.K., Vege, S., Larson, D.W., Locke, G.R., Cha, S., Harrington, J., Talley, N.J. Incidence and severity of colonic diverticulitis in a United States Population Gastroenterology 132 (Suppl 2), A342 (2007)

33. Simpson, J., Scholefield, J.H., Spiller, R.C. Origin of symptoms in diverticular disease. Br. J. Surg. 90, 899 – 908 (2003)

34. Burkitt, D.P., Walker, A.R., Painter, N.S. Effect of dietary fibre on stools and the transit-times, and its role in the causation of disease. Lancet. 1972 (II), 1408 - 1412

35. Korzenik, J.R. Case closed? Divertikulitis: Epidemiology and Fiber. J. Clin. Gastroenterol. 40, S112 – S116 (2006)

36. Tan, K.-Y., Seow-Choen, F. Fiber and colorectal diseases: separating fact from fiction. World J. Gastroenterol. 13, 4161 – 4167 (2007)

37. Brodribb, A.J., Humpreys, D.M. Diverticular disease: three studies. Part I – Relation to others disorders and fibre intake. Br. Med. J. 1, 424- 425 (1976)

38. Gear, J.S., Ware, A., Furdson, P., Mann, J.I., Nolan, D.J., Brodribb, A.J., Vessey, M.P. Symptomless diverticular disease and intake of dietary fiber. Lancet 1979 (I), 511 – 514

39. Manousos, O., Day, N.E., Tzonou, A., Papadimitrou, C., Kapetanakis, A., Polychronopoulou-Trichopoulou, A., Trichopoulos, D. Diet and other factors in the aetiology of diverticulosis: an epidemiological study in Greece. Gut 26, 544 – 549 (1985)

40. Aldoori, W.H., Giovannucci, E.L., Rockett, H.R., Sampson, L., Rimm, E.B., Willett, W.C. A prospective study of dietary fiber types and symptomatic diverticular disease in men. J. Nutr. 128, 714 – 719 (1998)

41. Lin, O.S., Soon, M.S., Wu, S.S., Chen, Y.Y., Hwang, K.L., Triadafiloupoulos, G. Dietary habits and right-sided colonic diverticulosis. Dis. Colon Rectum 43, 1412 – 1418 (2000)

42. Aldoori, W.H., Giovannucci, E.L., Rimm, E.B., Wing, E.L., Trichopoulos, D.V., Willett, W.C. A prospective study of diet and the risk of symptomatic diverticular disease in men. Am. J. Clin. Nutr. 60, 757 – 764 (1994)

43. Dobbins, C., Defontgalland, D., Duthie, G., Wattchow, D.A. The relationship of obesity to the complications of diverticular disease. Colorectal Dis. 8, 37 – 40 (2006)

44. Rosemar, A., Angeras, U., Rosengren, A. Body mass index and diverticular disease: a 28-year follow-up study in men. Dis. Colon Rectum 51, 450 – 455 (2008)

45. Strate, L.L., Liu, Y.L., Aldoori, W.H., Syngal, S., Giovannucci, E.L. Obesity increases the risks of diverticulits and diverticular bleeding. Gastroenterology 136, 115 – 122 (2009)

46. Aldoori, W.H., Giovannucci, E.L., Rimm, E.B., Ascherio, A., Stampfer, M.J., Colditz, G.A., Wing, A.L., Trichopoulos, D.V., Willett, W.C. Prospective study of physical activity and the risk of symptomatic diverticular disease in men. Gut 36, 276 – 282 (1995)

47. Strate, L.L., Liu, Y.L., Aldoori, W.H., Giovannucci, E.L. Physical activity decreases diverticular complications. Am. J. Gastroenterol. 104, 1221 – 1230 (2009)

48. Strate, L.L., Liu, Y.L., Syngal, S., Aldoori, W.H., Giovannucci, E.L. Nut, corn, and popcorn consumption and the incidence of diverticular disease. JAMA 300, 907 – 914 (2008)

49. Aldoori, W.H., Giovannucci, E.L., Rimm, E.B., Wing, E.L., Willett, W.C. Use of acetaminophen and nonsteroidal anti-inflammatory drugs: prospective study and the risk of symptomatic diverticular disease. Arch. Fam. Med. 7, 255 – 260 (1998)

50. Brodribb, A.J. Treatment of symptomatic diverticular disease with a high-fibre diet. Lancet 1977 (I), 664 – 666

51. Ornstein, M.H., Littlewood, M.R., Baird, I.M., Fowler, J., North, W.R., Cox, A.G. Are fibre supplements really necessary in diverticular disease of the colon? A controlled clinical trial. Br. Med. J 282, 1353 – 1356 (1981)

52. Petruzziello, L., Iacopini, F., Bulajic, M., Shah, S., Costamagna, G. Review article: uncomplicated diverticular disease of the colon. Aliment. Pharm. Ther. 23, 1379 – 1391 (2006)

53. Pourfarziani, V., Mousari-Nayeeni, S.M., Ghaheri, H. et al. The outcome of diverticulosis in kidney recepients with polycystic kidney disease. Transplant. Proc. 39, 1054 – 1056 (2007)

54. Comparato, G., Pilotto, A., Franze, A., Franceschi, M., Di Maria, F. Diverticular disease in the elderly. Dig. Dis. 25, 151 – 159 (2007)

55. Bogardus, S.T. What do we know about diverticular disease? A brief overview. J. Clin. Gastroenterol. 40, S108-S111 (2006) 56. Salzman, H., Lillie, D. Diverticular disease: diagnosis and treatment. Am. Fam. Physician 72, 1229 – 1234 (2005)

57. Stollman, N.H., Raskin, J.B. Diagnosis and management of diverticular disease of the colon in adults. Ad hoc practice parameters committee of the American College of Gastroenterology. Am. J. Gastroenterol. 94, 3110 – 3121 (1999)

58. Chapman, J., Dozois, E., Wolff, B. et al. Diverticulitis : a progressive disease ? Do multiple recurrences predict less favourable outcomes ? Ann. Surg. 243, 876 – 883 (2006)

59. Salem, T.A., Molloy, R.G., O'Dwyer, P.J. Prospective, five-year follow-up study of patients with symptomatic uncomplicated diverticular disease. Dis. Colon Rectum 50, 1 – 5 (2007)

60. Comparato, G., Di Mario, F. Recurrent Diverticulitis. J. Clin. Gastroenterol. 42, 1130 – 1134 (2008)

61. Antolovic, D., Reissfelder, C., Koch, M., Mertens, B., Schmidt, J., Büchler, M.W., Weitz, J. Surgical treatment of sigmoid diverticulitis – analysis of predictive risk factors for postoperative infections, surgical complications, and mortality. Int. J. Colorectal. Dis. 24, 577 – 584 (2009)

62. Benn, P.L., Wolff, B.G., Ilstrup, D.M. Level of anastomosis and recurrent colonic diverticulitis. Am. J. Surg. 151, 269 – 271 (1986)

63. Andeweg, C., Peters, J., Bleichrodt, R., van Goor, H. Incidence and risk factors of recurrence after surgery for pathology-proven diverticular disease. World J. Surg. 32, 1501 – 1506 (2008)

64. Floch, C.L. Emergent and elective surgery for diverticulitis. J. Clin. Gastroenterol. 42, 1154 – 1155 (2008)

65. Collins, D., Winter, D.C. Elective resection for diverticular disease: an evidence-based review. World J. Surg. 32, 2429 – 2433 (2008)

66. Rafferty, J., Shellito, P., Hyman, N.H., Buie, W.D. Practice parameters for sigmoid diverticulits. Dis. Colon Rectum 49, 939 – 944 (2006)

67. Yoo, P.S., Garg, R., Salamone, L.F., Floch, M.H., Rosenthal, R., Longo, W.E. Medical comorbidities predict the need for colectomy for complicated and recurrent diverticulitis. Am. J. Surg. 196, 710 – 714 (2008)

68. Richards, R.J., Hammitt, J.K. Timing of prophylactic surgery in prevention of diverticulitis recurrence: a cost-effectiveness analysis. Dig. Dis. Sci. 47, 1903 – 1908 (2002)

69. Salem, L., Veenstra, D.L., Sullivan, S.D. et al. The timing of elective colectomy in diverticulitis: a decision analysis. J. Am. Coll. Surg. 199, 904 – 912 (2004)

70. Sachar, D.B. Diverticulitis in immunosuppressed patients. J. Clin. Gastroenterol. 42, 1154 – 1155 (2008)

71. Oudenhoven, L.F.I.J., Koumans, R.K.J., Puylaert, J.B.C.M. Right colonic diverticulitis: US and CT findings – new insights about frequency and natural history. Radiology 208, 611 – 618 (1998)

72. Boulos, P.B., Karamanolis, D.G. Is colonoscopy necessary in diverticular disease ? Lancet 1984; I: 95 – 96

73. King, D.W., Lubowski, D.Z., Armstrong, A.S. Sigmoid stricture at colonoscopy – an indication for surgery. Int. J. Colorectal Dis. 5, 161 – 163 (1990)

74. Morini, S., Zullo, A., Hassan, C., Tomao, S., Campo, S.M.A. Diverticulosis and colorectal cancer. Between lights and shadows. J. Clin. Gastroenterol. 42, 763 – 770 (2008)

75. Meurs-Szojda, M.M., Terhaar sive Droste, J.S., Kuik, D.J., Mulder, C.J., Felt-Bersma, R.J. Diverticulosis and diverticulitis form no risk for polyps and colorectal neoplasia in 4241 colonoscopies. Int. J. Colorectal Dis. 23, 979 – 984 (2008)

76. Lewis, M. Bleeding colonic diverticula. J. Clin. Gastroenterol. 42, 1156 – 1158 (2008)

77. Machicado, G.A., Jensen, D.M. Acute and chronic management of lower gastrointestinal bleeding: cost effective approaches. Gastroenterologist 5, 189 – 201 (1997)

78. Longstreth, G.F. Epidemiology and outcome of patients hospitalized with acute lower gastrointestinal hemorrhage: a population-based study. Am. J. Gastroenterol. 92, 419 – 424 (1997)

79. Jansen, A., Harenberg, S., Grenda, U., Elsing, C. Risk factors for colonic diverticular bleeding: a westernized community based hospital study. World J. Gastroenterol. 28, 457 – 461 (2009)

80. McGuire Jr., H.H. Bleeding colonic diverticula. A reappraisal of natural history and management. Ann. Surg. 220, 653 – 656 (1994)

# Pathogenese der Divertikelkrankheit

# 3. Pathogenese der Divertikelkrankheit

## 3.1. Definition des Divertikels

Das Wort "Divertikel" leitet sich aus dem lateinischen "*Deverticulum*" ab und bedeutet "Seitenweg, Abweg, Schlupfwinkel". Mit dem medizinischen Begriff des Divertikels wird grundsätzlich eine Wandausstülpung eines Hohlorgans bezeichnet. Während beim echten Divertikel (Diverticulum verum) alle Wandschichten betroffen sind, stülpt sich beim falschen Divertikel (Diverticulum spurium) lediglich die innere Schicht eines Hohlorgans durch eine Schwachstelle der restlichen Wand nach außen. Histopathologisch handelt es sich bei diesen sog. Pseudodivertikeln also um einen Prolaps bzw. eine Herniation der Schleim- und Unterschleimhaut in oder durch die Wandung eines Hohlorgans – so wie es bei der Divertikelkrankheit des Kolons der Fall ist.

Die Divertikel des Dickdarms fanden 1761 erstmalig Erwähnung im Buch "*De sedibus et causis morborum per anatomem indagatis libri quinque*" (Fünf Bücher über den Sitz und die Ursachen von Krankheiten, aufgespürt durch den Anatomen) des Anatomen Giovanni Battista Morgagni. Vor etwa hundert Jahren lieferte der Erlangener Chirurg Ernst Graser eine morphologisch sehr präzise und nach wie vor gültige Beschreibung der Dickdarmdivertikel ("Das falsche Darmdivertikel") (1). Hierdurch wurde das für die Kolondivertikel heute noch benutzte Eponym der "Graser-Divertikel" geprägt.

1938 fasste Neff die Divertikulogenese wie folgt zusammen (2): "Auf Grunde des uns bis heute vorliegenden Materials, lässt sich die Entstehung der Schleimhauthernie als Kombinationseffekt erklären, bedingt durch lokale Schädigung der Muscularis selbst, pathologische Erweiterung präformierter Lücken in der Muscularis und einer abnormen Steigerung des Binnendruckes." Damit wurden bereits wesentliche ursächliche Faktoren der Divertikelkrankheit benannt. Um die Ausbildung der vorzugsweise am Kolon auftretenden Divertikel nachvollziehen zu können, ist eine Auseinandersetzung mit den anatomischen und funktionellen Besonderheiten der Wand des Dickdarms erforderlich.

## 3.2. Anatomische und funktionelle Besonderheiten der Kolonwand

Im Gegensatz zum übrigen Magendarmtrakt und insbesondere zum Dünndarm, besitzt die Dickdarmwand eine durchgehende Ringmuskelschicht und eine auf drei kräftige Tänien konzentrierte Längsmuskelschicht. Dadurch entstehen kammerartige Aussackungen der Darmwand (Haustrien), die sich den unterschiedlichen Füllungszuständen anpassen und in Form der Plicae semilunares über beträchtliche Schleimhautreserven verfügen.

Durch den speziellen Aufbau des Muskelmantels mit spiralig sich überkreuzenden Muskelzellverläufen ist das Kolon in der Lage, neben der im Dünndarm vorherrschenden anterograden Peristaltik auch eine retrograde und Pendelperistaltik zu entwickeln (3, 4). Der Darminhalt verbleibt entsprechend lange im Dickdarm – de facto entfallen über 90 % der gesamten Magendarmpassagezeit auf das Kolon. Damit ist das mechanisch stark beanspruchte Kolon in besonderer Weise dem eingedickten und bakteriendurchsetzten Darminhalt ausgesetzt und prädestiniert für Schädigungen durch erhöhte Druckbelastungen sowie komplikationsträchtige Entzündungen durch Translokation intraluminaler Keime. Am Übergang vom Colon sigmoideum zum Rectum konfluieren die Tänien wieder zu einer kontinuierlichen Längsmuskelschicht. Hier brechen sich die peristaltischen Wellen und führen zu Hochdruckzonen innerhalb des Sigmalumens – also dort, wo üblicherweise die meisten Divertikel entstehen.

Schon Goerttler wies darauf hin, dass die Darmwand aus zwei ineinander gesteckten Rohren besteht – nämlich dem inneren Schleimhautrohr und dem äußeren Muskelmantel (3). Dazwischen erstreckt sich die sehr flexible und dehnbare Tela submucosa, die eine Verschiebeschicht zwischen Innen- und Außenrohr bildet. Diese freie Beweglichkeit der überschüssig angelegten Schleimhaut ist unabdingbare Voraussetzung dafür, dass es zu Mukosahernierungen durch den Muskelmantel kommen kann (5). So lassen sich bei Patienten mit chronisch-entzündlichen Darmerkrankungen, bei denen es zur postentzündlichen Fibrosierung der

Tela submucosa mit Fixierung der Schleimhaut gekommen ist, bezeichnenderweise keine Divertikel beobachten.

Die präformierten mechanischen Schwachstellen (Loci minoris resistentiae) des Dickdarms sind die als Vasa recta bezeichneten Endarterien. Die Blutgefäße treten durch Muskellücken seitlich entlang der Tänien in die Darmwand ein und ziehen entweder schräg oder stufenförmig versetzt durch die Muskulatur, um dann die Tela submucosa und die Schleimhaut zu versorgen. Bei steigendem intraluminalen Druck oder Erweiterung der intramuralen Blutgefäßkanäle stülpt sich die Schleimhaut vorzugsweise entlang dieser als Bruchpforten fungierenden vaskulären Gleitschienen nach außen vor. Interessanterweise ist insbesondere das Colon sigmoideum großzügig mit Vasa recta ausgestattet, was den Hauptbefall mit Divertikeln in diesem Darmabschnitt miterklären könnte.

## 3.3. Histopathologische Besonderheiten der Kolondivertikel

Der Mukosaprolaps beginnt mit einer Einstülpung der Schleimhaut durch die submukosale Verschiebeschicht in Richtung Tunica muscularis. Hier kann der Prolaps zunächst innerhalb der Ringmuskelschicht durch den kontrakten Muskelmantel arretiert werden, so dass keine vollständige Hernierung bis auf die äußere Darmoberfläche erfolgt. Man spricht vom sog. inkompletten oder intramuralen Divertikel in statu nascendi. Der Divertikelhals ist auffallend eng und verhindert einerseits eine Entleerung des mit Fäzes gefüllten Divertikelsackes, andererseits eine suffiziente Durchblutung des prolabierten und quasi inkarzerierten Gewebes. Deshalb neigen insbesondere inkomplette Divertikel zu entzündlichen Komplikationen aufgrund der Kombination aus lokaler Ischämie und Keimbelastung (6).

Beim kompletten, extramuralen Divertikel hat die Schleimhaut bereits die gesamte Tunica muscularis durchwandert und erscheint als mukosales Divertikelsäckchen auf der äußeren Darmoberfläche, lediglich bedeckt von Serosa bzw. den Appendices epiploicae. Da die Schleimhauthernierung entlang der vaskulären Gleitschienen erfolgt, werden die Blutgefäße oft mitgezogen und spannen sich über der Divertikelkuppe aus. Diese topographisch enge Nachbarschaft erklärt die hohe Blutungsneigung bei der Divertikelkrankheit, insbesondere wenn es zu entzündlichen Arrosionen der Blutgefäßwände gekommen ist.

Histopathologisch zeigen sich bei der Divertikulitis prominente Schleimhautaufwerfungen mit Kryptitis, Fibrosierung der Lamina propria, Hyperplasie und Aufsplitterung der Lamina muscularis mucosae sowie Ulzerationen mit lymphozytären und neutrophilen Infiltraten. In einigen Fällen lassen sich Überlappungen mit histopathologischen Befunden beobachten, wie sie typischerweise bei chronisch-entzündlichen Darmerkrankungen vorliegen. So wurden auch bei der Divertikulitis die für Morbus Crohn typischen Granulome und Ulzerationen mit transmuralen Infiltraten beschrieben (7).

Als Folge der Schleimhautulzerationen entstehen Abszesse, die zu perikolischen Entzündungsherden (Peridivertikulitis), Fistelungen oder Darmwandperforationen führen können. Nach Abklingen des akuten Entzündungsschubes resultieren häufig lokale Vernarbungen und Verhärtungen der Darmwand, die eine Stenosierung des Darmrohres zur Folge haben können. Die Tunica muscularis ist hypertroph und kontrakt und kann insbesondere bei chronischen Verläufen fibrotischen Umwandlungen unterliegen.

## 3.4. Pathogenetische Konzepte zur Divertikelkrankheit

Die Divertikelkrankheit ist aufgrund ihrer Häufigkeit und der steil ansteigenden Inzidenz mit zunehmendem Lebensalter zweifellos als Volkskrankheit einzustufen. Die mit den Komplikationen verbundene Morbidität und Mortalität sind nicht unerheblich und stellen eine beträchtliche Belastung der gesundheitsökonomischen Ressourcen dar. Umso erstaunlicher ist es, dass die Pathogeneseforschung der Divertikelkrankheit im Gegensatz zu anderen Volkskrankheiten wie Diabetes mellitus, arterieller Hypertonus oder koronarer Herzkrankheit vergleichsweise wenig Beachtung gefunden hat bzw. stiefmütterlich betrieben wurde. So basieren tradierte Konzepte zur Pathogenese überwiegend auf frühen Literaturangaben und Studien aus den Sechziger bis Achtziger Jahren des letzten Jahrhunderts.

Die Tatsache, dass es bisher nicht gelungen ist, die "causa prima" der Divertikelkrankheit dingfest zu machen, mag allerdings auch darin begründet sein, dass es sich um ein multifaktorielles Geschehen mit zahlreichen ätiologischen Einflussgrößen handelt. Dieser ernüchternde Stand der Forschung wird trefflich durch folgendes Zitat von Becker und Lauterwald ausgedrückt (8): "Die gesamte Divertikuloselehre ist voll von klaren Konzepten, die aber durch vielfältige Ausnahmen wieder fragwürdig werden."

Im Folgenden wird versucht, eine Synopsis der bekannten pathogenetischen Konzepte zu geben und die derzeit verfügbaren Daten zusammenzufassen, die die Entstehung und den symptomatischen Verlauf der Divertikelkrankheit erklären können. Im Vordergrund stehen dabei der Einfluss des Alters und der Ernährung, Bindegewebs- und Muskulaturveränderungen der Darmwand, genetische Faktoren sowie intestinale Motilitäts- und Innervationssstörungen.

## 3.5. Einfluss des Alters

Die mit steigendem Lebensalter zunehmende Häufigkeit der Divertikelkrankheit ist augenfällig. Allerdings ist es nicht das Alter per se, sondern die damit einhergehenden physiologischen Veränderungen der morphologischen und funktionellen Eigenschaften der Darmwand, die eine vermehrte Anfälligkeit für die Ausbildung von Divertikeln bedingen. So lassen sich mit zunehmender Alterung des Darmes Veränderungen des Binde-, Muskel- und Nervengewebes, der Dehn- und Zugkraft sowie der aktiven Kontraktionsleistung und der daraus resultierenden intestinalen Passagezeit beobachten. Kommen diese genannten Einflussgrößen vorzeitig zum Zuge, so kann sich die Divertikelkrankheit auch bereits bei jüngeren Patienten gleichermaßen entwickeln.

## 3.6. Einfluss der Ernährung

Erste Hinweise auf die Bedeutung der Ernährung ergaben sich aus der Beobachtung, dass die Häufigkeit der Divertikelkrankheit dramatisch anstieg, nachdem es im Zuge der Industrialisierung zur Umstellung der Ernährung auf ballaststoffarme Kost gekommen war (9). Ebenso eindrücklich war die Feststellung, dass Einwanderer aus Ländern mit niedriger Prävalenz nach Übernahme westlicher Ernährungsgewohnheiten einen deutlichen Anstieg der Häufigkeit der Divertikelkrankheit mit Angleichung der bei den Einheimischen bestehenden Inzidenz zeigten (10, 11). In mehreren epidemiologischen Studien konnte nachgewiesen werden, dass das Risiko für die Divertikelkrankheit signifikant erhöht ist bei Konsum von viel Fleisch und wenig Obst und Gemüse (12-15). Entsprechend zeigen Vegetarier mit hoher Ballaststoffzufuhr die niedrigste Prävalenz für die Divertikelkrankheit.

Pathogenetisch besteht dabei die Vorstellung, dass aufgrund eines Ballaststoffmangels das Stuhlvolumen reduziert wird und es dadurch zu einer Engstellung des Kolonlumens kommt. Ausgehend vom Laplace-Gesetz, nach dem sich der Druck in einem Zylinders invers proportional zum Radius verhält, können sich in einem verkleinerten Darmrohr deutlich höhere Drücke aufbauen und damit der Divertikelbildung Vorschub leisten. Dies gilt insbesondere für das Colon sigmoideum, das aufgrund des ohnehin relativ kleinen Lumendurchmessers und der sigmoideorektalen Übergangszone größere intraluminale Drücke entwickelt.

Obwohl eine faserreiche Ernährung vor der Ausbildung von Divertikeln zu schützen scheint, besteht allerdings kein gesicherter Anhalt dafür, dass bei bereits bestehender asymptomatischer Divertikelkrankheit diätetische Maßnahmen das Auftreten von Beschwerden verhindern können (16). Alkohol-, Koffein- und Nikotinkonsum stellen offensichtlich keine Risikofaktoren dar (17).

## 3.7. Bindegewebs- und Muskelveränderungen der Darmwand

Eine Ausstülpung der Schleimhaut setzt neben einem erhöhten Binnendruck auch eine relative Schwächung der Darmwand voraus. Zum einen kommen dafür nachweislich die lokalen, präformierten Schwachstellen in Form der Blutgefäßscheiden in Frage. Durch einen altersbedingt nachlassenden Gewebeturgor, Fettschwund und Bindegewebsatrophie können sich diese physiologisch existenten Lücken aufweiten und damit als Bruchpforten für die Mukosahernierung fungieren.

Zum anderen kann eine generelle, altersunabhängige Bindegewebsschwäche der Darmwand für den Schleimhautdurchtritt verantwortlich gemacht werden. Dass bindegewebige Strukturstörungen der Darmwand zur Ausbildung von Divertikeln prädestinieren, wird eindrücklich belegt durch das gehäufte Auftreten von Divertikeln bei systemischen Bindegewebserkrankungen, wie z.B. beim Ehlers-Danlos- oder Marfan-Syndrom.

Wie zahlreiche andere Organe, so unterliegt auch der Darm grundsätzlich einem im Alter zunehmend veränderten Stoffwechsel der extrazellulären Matrix. So lässt sich ab dem 40. Lebensjahr eine erhöhte Quervernetzung der Kollagenfibrillen ("cross-linking") beobachten, die bei Patienten mit Divertikelkrankheit deutlich ausgeprägter ist als bei einem gleichaltrigen Kontrollkollektiv (18). Die dadurch erhöhte Rigidität versteift das Darmrohr und macht es aufgrund der verminderten Rückstellfähigkeit anfälliger für die Ausbildung von Divertikeln. Neuere Untersuchungen konnten zudem zeigen, dass die für den Kollagenstoffwechsel verantwortlichen Matrixmetalloproteinasen bei Patienten mit Divertikelkrankheit verändert sind (19).

Patienten mit Divertikelkrankheit zeigen darüber hinaus eine auffällige Verdickung der Tunica muscularis, die sowohl die Ring- als auch die Längsmuskelschicht betrifft (20). Dabei wurde weniger eine echte Hyperplasie der Muskulatur beobachtet, sondern architektonisch veränderte Myozyten (21) sowie eine vermehrte Einlagerung von Elastin (22, 23). Diese Veränderungen betreffen vor allem die Längsmuskelschicht, wohingegen die Ringmuskelschicht einen normalen Elastingehalt aufzeigt und sich offenbar in Folge des komprimierenden Tänienzuges verdickt.

Durch die Verkürzung und faltige Aufwerfung des Muskelmantels nimmt das Darmrohr die Form einer Ziehharmonika ("Konzertina-Colon") an. Einerseits vergrößert sich dadurch der Schleimhautüberschuss des Innenrohres, andererseits verliert die Darmwand ihre Flexibilität und wird kontrakt – beide Umstände begünstigen den Schleimhautprolaps; es entstehen nach Stelzner "Schleimhautfalten nach außen" (4). Dem pathophysiologischen Konzept von Painter und Burkitt zufolge führt die Längskontraktur der Darmwand durch Hypersegmentationsbewegungen zu sog. Hochdruckkammern (9). In diesen perlschnurartig aufgereihten, blasenartig aufgetriebenen Kammern ("Blasen-Colon") können sich intraluminale Drücke bis zu 90 mmHg aufbauen, in deren Folge pulsatile Pseudodivertikel entstehen.

## 3.8. Einfluss von genetischen Faktoren

Die evidente Häufigkeitszunahme der Divertikelkrankheit mit Änderung der Lebens- und Ernährungsgewohnheiten spricht zunächst gegen einen genetischen Einfluss. Dennoch lassen sich deutliche Prävalenzunterschiede zwischen ethnologischen Gruppen feststellen. So zeigte eine Autopsiestudie an über 1000 Fällen, die alle aus derselben Region mit ähnlichen Lebensumständen stammten (Singapur), eine signifikant unterschiedliche Prävalenz der Divertikelkrankheit zwischen Chinesen, Indern und Malaien (24). Darüberhinaus ließ sich bei monozygoten Zwillingen bzw. Geschwistern ein simultanes Auftreten der Divertikelkrankheit mit z.T. gleichermaßen komplizierten Verläufen nachweisen (25-29). Allerdings stehen neben diesen Fallberichten keine breit angelegten Familienstudien zur Verfügung, die den genetischen Einfluss verlässlich belegen können.

Erbkrankheiten, wie das Marfan- oder Ehlers-Danlos-Syndrom, die mit erhöhter Divertikelneigung einhergehen, basieren auf Mutationen von Genen, die für Bestandteile der extrazellulären Matrix kodieren (Fibrillin-1, Kollagen Typ V) (30, 31) und damit direkte Auswirkungen auf die mechanische Beschaffenheit der Darmwand haben. De facto wurde jedoch der Gehalt an Fibrillin-1 und Kollagen Typ V in der Darmwand von Divertikelträgern bisher nicht untersucht. Polyzystische Nierenerkrankungen gehen ebenfalls mit einer erhöhten Prävalenz von Dickdarmdivertikeln einher. Allerdings konnte nicht geklärt werden, ob das vermehrte Auftreten der Divertikelkrankheit auf das genetisch bedingte polyzystische Syndrom oder die daraus resultierende terminale Niereninsuffizienz zurückzuführen ist, die ihrerseits mit einer gehäuften Ausbildung von Dickdarmdivertikeln assoziiert ist (32). Insgesamt scheint die genetische Komponente bei rechtsseitiger Divertikelkrankheit ausgeprägter zu sein als bei der für westliche Populationen typischen, linksseitigen Form.

## 3.9. Intestinale Motilitätsstörungen

Pathophysiologisch ist es einleuchtend, dass vor allem ein intraluminal erhöhter Druck die treibende Kraft darstellt, mit der die Schleimhaut durch die Darmwand nach außen geschoben wird. So konnten Painter et al. bereits in den Sechziger Jahren durch simultane Manometrie und Röntgenuntersuchungen (Cine-Radiographie) bei Patienten mit Divertikelkrankheit verstärkte Hypersegmentationsbewegungen mit der Ausbildung von multiplen Hochdruckkammern nachweisen (33). Obwohl sich diese Befunde bestätigen ließen (34, 35), zeigten andere Studien, dass die gesteigerten intraluminalen Drücke nicht unter Ruhebedingungen vorlagen, sondern erst evident wurden nach Provokation durch Mahlzeiten oder stimulierende Pharmaka (z.B. Prostigmin, Neostigmin) (36-38). Weiterhin ließ sich beobachten, dass vor allem symptomatische Divertikelträger durch einen erhöhten Motilitätsindex gekennzeichnet sind, wohingegen Patienten mit reizlosen Divertikeln normale Druckverläufe zeigen (39).

In zwei aktuelleren Studien wurden die Motilitätsmuster des Dickdarms über längere Zeiträume verfolgt. Hierbei zeigten Patienten mit symptomatischer Divertikulitis im Vergleich zur Kontrollgruppe zweimal so häufig größere peristaltische Wellen (sog. Hochamplituden-Propagationskontraktionen), von denen 20 % eine retrograde Richtung aufwiesen (40). Darüber hinaus waren Patienten mit Divertikelkrankheit durch verlängerte Phasen erhöhter Druckaktivität gekennzeichnet, die zusammen mit krampfartigen abdominalen Schmerzen auftraten (41).

Die mit der Divertikelkrankheit assoziierten erhöhten Druckverhältnisse lassen sich sowohl durch chirurgische Maßnahmen (Myotomie bzw. Entfernung der betroffenen Darmwand) (36, 39) als auch mit Umstellung auf ballaststoffreiche Kost (42) normalisieren – was dafür spricht, dass die Divertikelkrankheit mit Veränderungen der intestinalen Motilität einhergeht. Ob die gestörte intestinale Motilität allerdings als initialer pathogenetischer Faktor die Ausbildung von Divertikeln verursacht oder eher als sekundäres Epiphänomen im Gefolge der Erkrankung und damit verbundener Darmwandveränderungen entsteht, ist bisher nicht abschließend geklärt.

## 3.10. Intestinale Innervationsstörungen

Die Steuerung der intestinalen Motilität unterliegt maßgeblich dem sog. enterischen Nervensystem (ENS), das in Form von ausgedehnten nervalen Netzwerken in die Darmwand eingelagert ist. Die ca. 150 Millionen enterischen Nervenzellen sind zu Ganglien gruppiert, die sich zwischen Längs- und Ringmuskelschicht (Plexus myentericus) sowie innerhalb der Submukosa (Plexus submucosus) erstrecken und durch Nervenfaserstränge zu Geflechten verbunden sind (43). Diese intramuralen Nervengeflechte befähigen den Darm, auf lokaler Ebene durch ein großes Spektrum an cholinergen, adrenergen sowie non-adrenergen, non-cholinergen (NANC) Botenstoffen komplexe Reflexkreisläufe zu generieren. Eine regelrechte Koordinierung der peristaltischen Bewegungsmuster unterliegt somit im Wesentlichen der Kontrolle des ENS ("*little brain of the gut*") (44). Entsprechend konnten bei zahlreichen funktionellen Magendarmerkrankungen, die sich klinisch vor allem durch chronische intestinale Motilitätsstörungen äußern, neuropathologische Korrelate innerhalb des ENS beschrieben werden (45).

Aufgrund der nachweislich gestörten intestinalen Motilität bei symptomatischen Divertikelträgern ist es deshalb naheliegend, Veränderungen des ENS dafür verantwortlich zu machen. Bereits in den Sechziger Jahren fanden McBeth und Hawthorne morphologische Auffälligkeiten im Plexus myentericus (Ganglienektopien mit Gliose) bei Patienten mit Divertikelkrankheit und postulierten erstmalig das pathogenetische Konzept eines sog. "neuromuscular derangement" (46). Diese Hypothese wurde erst geraume Zeit später wieder aufgegriffen und durch quantifizierende Untersuchungen des ENS mit unterschiedlichen Methoden überprüft. Während Vuong et al. (47) keine relevanten Veränderungen des ENS fanden, konnten andere Studien bei Patienten mit Divertikelkrankheit eine signifikante Abnahme der myenterischen Nervenzelldichte (48, 49), des glialen Gewebes (50) und der intramuskulären Nervenfaserdichte (51) sowie eine Hyperplasie submuköser Ganglien (intestinale neuronale Dysplasie) (52) beschreiben. Darüber hinaus ließ sich bei der Divertikelkrankheit eine reduzierte Dichte der interstitiellen Cajal-Zellen nachweisen, d.h. der sog. intestinalen Schrittmacherzellen, die für die rhythmische slow-wave-Aktivität der glatten Muskulatur verantwortlich sind (50).

Diese morphologisch fassbaren Veränderungen des ENS spiegeln sich offensichtlich wider in funktionellen Defiziten des ENS: In-vitro Untersuchungen der Darmmuskulatur von Patienten mit Divertikelkrankheit zeigten abnorme Kontraktilitätsmuster sowohl unter Ruhebedingungen als auch nach Stimulation mit verschiedenen inhibitorischen und exzitatorischen Neurotransmittern bzw. deren Antagonisten. Das veränderte Kontraktionsverhalten wurde dabei auf Störungen des cholinergen (51, 53) und nitrergen Systems (23, 54) sowie auf eine verminderte Wirkung von Tachykininen (55-57) und Endocannabinoiden (58) zurückgeführt.

Diese histopathologischen und funktionellen Veränderungen des ENS legen die Hypothese nahe, dass der Divertikelkrankheit eine intestinale Innervationsstörung zugrunde liegt, die zu abnormen Motilitätsmustern führt und damit zur Ausbildung von Divertikeln prädestiniert. Damit ließe sich die Divertikelkrankheit primär als funktionelle neuromuskuläre Erkrankung einordnen, aus der erst sekundär durch entzündliche und hämorrhagische Läsionen der zunächst reizlosen Divertikel eine klinisch apparente Divertikulitis mit entsprechend komplizierten Verläufen entsteht. Eingeschränkt wird dieses pathogenetische Konzept durch die noch ungeklärte Frage, ob die intestinale Innervationsstörung tatsächlich initial vor Ausbildung der Divertikel bestand oder sich erst im Zuge der entzündlichen Komplikationen entwickelt hat.

Zusammenfassend muss festgehalten werden, dass sich aufgrund der aktuellen Datenlage kein schlüssiges und allgemein gültiges Konzept zur Pathogenese der Divertikelkrankheit formulieren lässt. So sind neben Veränderungen der Darmwand (Bindegewebe, Muskulatur, Nervengewebe) auch genetische, Umwelt- und Ernährungseinflüsse nicht von der Hand zu weisen. Deshalb ist die Entstehung der Divertikelkrankheit nach wie vor als ein multifaktorielles Geschehen anzusehen und ist nicht auf einen singulären Faktor zurückzuführen.

## 3.11. Genese der Symptome bei der Divertikelkrankheit

Neben der Frage nach der Entstehung der primär reizlosen Divertikel beschäftigten sich aktuelle Untersuchungen auch mit der Genese der Symptomatik bei fortschreitender Erkrankung. Dies gilt insbesondere für den Ursprung der mit der Divertikelkrankheit verbundenen Schmerzsymptomatik, um daraus ggf. neue Konzepte zur gezielten pharmakologischen Beeinflussung ableiten zu können.

Etwa 20 % der Patienten mit Divertikelkrankheit entwickeln nach erstmaligem Auftreten einer akuten Divertikulitis chronisch rezidivierende Schmerzen (59). Dies lässt sich einerseits auf eine übermäßige Aufdehnung der Darmwand durch die für die Divertikelkrankheit charakteristischen Hochdruckzonen erklären. So konnte eine enge zeitliche Korrelation zwischen dem Auftreten abdominaler Schmerzen und den bereits erwähnten Hochamplituden-Propagationskontraktionen nachgewiesen werden (41). Andererseits wurde beobachtet, dass eine Ballonaufdehnung des Rektums bei Patienten mit Divertikelkrankheit zu einer deutlich ausgeprägteren und früheren schmerzhaften Wahrnehmung führt als bei einem Kontrollkollektiv (60).

Dieses Phänomen der sog. viszeralen Hypersensitivität ist eigentlich kennzeichnend für das Reizdarmsyndrom (RDS), bei dem bereits physiologische Reize als schmerzhaft wahrgenommen werden. Die Überempfindlichkeit wird darauf zurückgeführt, dass darmständige Mechanorezeptoren durch Entzündungsmediatoren übermäßig gereizt werden und nachgeschaltete nozizeptive spinale Zentren eine dauerhafte Hyperexzitabilität entwickeln, die auch nach Abklingen der primären, peripheren Gewebeschädigung als spinale Hyperalgesie bestehen bleibt ("*memory imprint*") (61).

Tatsächlich berichten über die Hälfte der Patienten mit Divertikelkrankheit nach einer Episode einer akuten Divertikulitis über Beschwerden, die die Kriterien für ein RDS erfüllen (62). Diese RDS-ähnliche Symptomatik könnte sich dadurch erklären, dass nach einem Divertikulitis-Schub bei einigen Patienten eine sog. low-grade-Entzündung der Mukosa bestehen bleibt, die als segmentale Kolitis, Sigmoiditis oder divertikuläre Kolitis bezeichnet wird (63, 64). Es wird angenommen, dass diese persistierenden entzündlichen Reaktionen durch Freisetzung inflammatorischer Mediatoren die sensomotorische Funktion des ENS beeinträchtigen und u.a. zu einer erhöhter Schmerzwahrnehmung führen – ähnlich wie es für das postinfektiöse RDS beschrieben wurde (65). So ließen sich bei Patienten mit Divertikelkrankheit, die durch chronisch rezidivierende Schmerzen gekennzeichnet waren, ein Anstieg von solchen enterischen Neurotransmittern nachweisen, die u.a. für die Schmerzvermittlung verantwortlich sind (66).

Neben den pathophysiologischen Ähnlichkeiten zwischen dem RDS und der Divertikelkrankheit gaben einige Studien sogar Anlass zur Hypothese, dass RDS als prodromale Phase der Divertikelkrankheit anzusehen. Diese Annahme basierte auf der Tatsache, dass ein überdurchschnittlich hoher Anteil der Patienten mit RDS im späteren Verlauf eine Divertikelkrankheit entwickelte (34, 67, 68). Relativiert wird diese kausale Beziehung allerdings durch die in diesen Untersuchungen unscharf definierten Kriterien für das RDS.

Zusammenfassend lassen sich nach Spiller et al. aus den Erkenntnissen zur Symptomgenese folgende therapeutische Konsequenzen ableiten (69): Aufgrund der offensichtlich primär entzündlich bedingten Schmerzentstehung sollte neben der klassischen antibakteriellen Behandlung auch eine antiinflammatorische Medikation erwogen und ähnlich wie beim RDS die analgetische Komponente von Antidepressiva genutzt werden.

## 3.12. Literatur


1. Graser E. Das falsche Darmdivertikel. Arch Klin Chir 1899;59:638-47.

2. Neff G. Die Darmdivertikel. Ergebn Chir Orthop 1938; 31:302-444.

3. Goerttler K. Der konstruktive Bau der menschlichen Darmwand. Morphol Jahrb 1932;69:329-79.

4. Stelzner F. [Abnormality of the muscular structure of the colon: a possible cause of diverticulosis (author's transl)]. Langenbecks Arch Chir 1976;342:411-2.

5. Becker V. [Diverticulosis. Anatomical aspects]. Radiologe 1983;23(12):533-9.

6. Schumpelick V, Koch G. [The role of incomplete diverticle for diverticular disease (author's transl)]. Langenbecks Arch Chir 1974;336(1):1-14.

7. Gledhill A, Dixon MF. Crohn's-like reaction in diverticular disease. Gut 1998;42(3):392-5.

8. Becker V, Lauterwald A. Die Divertikelkrankheit des Dickdarms. Chir Praxis 1980;27:595-644.

9. Painter NS, Burkitt DP. Diverticular disease of the colon, a 20th century problem. Clin Gastroenterol 1975; 4(1):3-21.

10. Stemmermann G, Nomura AM, Heilbrun LK, et al. Colorectal cancer in Hawaiian Japanese men: a progress report. Natl Cancer Inst Monogr 1985;69:125-31.

11. Sato E, Ouchi A, Sasano N, et al. Polyps and diverticulosis of large bowel in autopsy population of Akita prefecture, compared with Miyagi. High risk for colorectal cancer in Japan. Cancer 1976;37(3):1316-21.

12. Manousos O, Day NE, Tzonou A, et al. Diet and other factors in the aetiology of diverticulosis: an epidemiological study in Greece. Gut 1985;26(6):544-9.

13. Brodribb AJ, Humphreys DM. Diverticular disease: three studies. Part I - Relation to other disorders and fibre intake. Br Med J 1976;1(6007):424-5.

14. Aldoori WH, Giovannucci EL, Rimm EB, et al. A prospective study of diet and the risk of symptomatic diverticular disease in men. Am J Clin Nutr 1994;60(5):757-64.

15. Gear JS, Ware A, Fursdon P, et al. Symptomless diverticular disease and intake of dietary fibre. Lancet 1979; 1(8115):511-4.

16. Wess L, Eastwood M, Busuttil A, et al. An association between maternal diet and colonic diverticulosis in an animal model. Gut 1996;39(3):423-7.

17. Aldoori WH, Giovannucci EL, Rimm EB, et al. A prospective study of alcohol, smoking, caffeine, and the risk of symptomatic diverticular disease in men. Ann Epidemiol 1995;5(3):221-8.

18. Wess L, Eastwood MA, Wess TJ, et al. Cross linking of collagen is increased in colonic diverticulosis. Gut 1995; 37(1):91-4.

19. Stumpf M, Cao W, Klinge U, et al. Increased distribution of collagen type III and reduced expression of matrix metalloproteinase 1 in patients with diverticular disease. Int J Colorectal Dis 2001;16(5):271-5.

20. Morson BC. The Muscle Abnormality In Diverticular Disease Of The Colon. Proc R Soc Med 1963;56:798-800.

21. Raguse T, Kuhnel W. [Pathogenesis of colon diverticular disease (author's transl)]. Leber Magen Darm 1981; 11(4):147-58.

22. Whiteway J, Morson BC. Elastosis in diverticular disease of the sigmoid colon. Gut 1985;26(3):258-66.

23. Golder M, Burleigh DE, Ghali L, et al. Longitudinal muscle shows abnormal relaxation responses to nitric oxide and contains altered levels of NOS1 and elastin in uncomplicated diverticular disease. Colorectal Dis 2007; 9(3):218-28.

24. Lee YS. Diverticular disease of the large bowel in Singapore. An autopsy survey. Dis Colon Rectum 1986; 29(5):330-5.

25. Pusch HH, Borger G, Hirth L, et al. [Perforating sigmoid diverticulitis in monozygotic twins]. MMW Munch Med Wochenschr 1979;121(28):947-8.

26. Vigoni A, Marcato M, Lo Monaco GP, et al. [Diverticulosis and diverticular disease (reference to a case of di-

verticular disease observed in 3 sisters)]. Chir Ital 1985; 37(6):656-9.

27. Grainger R, Edwards MH. Complicated colonic diverticular disease in two young adult brothers. J R Coll Surg Edinb 1987;32(4):255-6.

28. Frieden JH, Morgenstern L. Sigmoid diverticulitis in identical twins. Dig Dis Sci 1985;30(2):182-3.

29. Omojola MF, Mangete E. Diverticula of the colon in three Nigerian siblings. Trop Geogr Med 1988;40(1):54-7.

30. Booms P, Pregla R, Ney A, et al. RGD-containing fibrillin-1 fragments upregulate matrix metalloproteinase expression in cell culture: a potential factor in the pathogenesis of the Marfan syndrome. Hum Genet 2005; 116(1-2):51-61.

31. Schwarze U, Atkinson M, Hoffman GG, et al. Null alleles of the COL5A1 gene of type V collagen are a cause of the classical forms of Ehlers-Danlos syndrome (types I and II). Am J Hum Genet 2000;66(6):1757-65.

32. Sharp CK, Zeligman BE, Johnson AM, et al. Evaluation of colonic diverticular disease in autosomal dominant polycystic kidney disease without end-stage renal disease. Am J Kidney Dis 1999;34(5):863-8.

33. Painter NS, Truelove SC, Ardran GM, et al. Effect Of Morphine, Prostigmine, Pethidine, And Probanthine On The Human Colon In Diverticulosis Studied By Intraluminal Pressure Recording And Cineradiography. Gut 1965;6:57-63.

34. Arfwidsson S, Knock NG, Lehmann L, et al. Pathogenesis of Multiple Diverticula of the Sogmoid Colon in Diverticular Disease. Acta Chir Scand Suppl 1964; 63:SUPPL 342:1-68.

35. Trotman IF, Misiewicz JJ. Sigmoid motility in diverticular disease and the irritable bowel syndrome. Gut 1988;29(2):218-22.

36. Attisha RP, Smith AN. Pressure activity of the colon and rectum in diverticular disease before and after sigmoid myotomy. Br J Surg 1969;56(12):891-4.

37. Parks TG, Connell AM. Motility studies in diverticular disease of the colon. Gut 1969;10(7):534-42.

38. Painter NS, Truelove SC. The Intraluminal Pressure Patterns in Diverticulosis of the Colon.3. the Effect of Prostigmine. Iv. the Effect of Pethidine and Probanthine. Gut 1964;5:365-73.

39. Cortesini C, Pantalone D. Usefulness of colonic motility study in identifying patients at risk for complicated diverticular disease. Dis Colon Rectum 1991;34(4):339-42.

40. Bassotti G, Battaglia E, Spinozzi F, et al. Twenty-four hour recordings of colonic motility in patients with diverticular disease: evidence for abnormal motility and propulsive activity. Dis Colon Rectum 2001; 44(12):1814-20.

41. Bassotti G, Battaglia E, De Roberto G, et al. Alterations in colonic motility and relationship to pain in colonic diverticulosis. Clin Gastroenterol Hepatol 2005; 3(3):248-53.

42. Hodgson J. Effect of methylcellulose on rectal and colonic pressures in treatment of diverticular disease. Br Med J 1972;3(5829):729-31.

43. Wedel T, Roblick U, Gleiss J, et al. Organization of the enteric nervous system in the human colon demonstrated by wholemount immunohistochemistry with special reference to the submucous plexus. Ann Anat 1999; 181(4):327-37.

44. Schemann M, Neunlist M. The human enteric nervous system. Neurogastroenterol Motil 2004;16 Suppl 1:55-9.

45. Knowles CH, De Giorgio R, Kapur RP, et al. Gastrointestinal neuromuscular pathology: guidelines for histological techniques and reporting on behalf of the Gastro 2009 International Working Group. Acta Neuropathol 2009.

46. Macbeth WA, Hawthorne JH. Intramural Ganglia In Diverticular Disease Of The Colon. J Clin Pathol 1965; 18:40-2.

47. Vuong NP, Sezeur A, Balaton A, et al. [Myenteric plexuses and colonic diverticulosis: results of a histological study]. Gastroenterol Clin Biol 1985;9(5):434-6.

48. Iwase H, Sadahiro S, Mukoyama S, et al. Morphology of myenteric plexuses in the human large intestine: comparison between large intestines with and without colonic diverticula. J Clin Gastroenterol 2005;39(8):674-8.

49. Deduchovas O, Saladzinskas Z, Tamelis A, et al. Morphologic pattern of myenteric neural plexus in colonic diverticular disease. A whole-mount study employing histochemical staining for acetylcholinesterase. Ann Anat 2008;190(6):525-30.

50. Bassotti G, Battaglia E, Bellone G, et al. Interstitial cells of Cajal, enteric nerves, and glial cells in colonic diverticular disease. J Clin Pathol 2005;58(9):973-7.

51. Golder M, Burleigh DE, Belai A, et al. Smooth muscle cholinergic denervation hypersensitivity in diverticular disease. Lancet 2003;361(9373):1945-51.

52. Stoss F, Meier-Ruge W. Diagnosis of neuronal colonic dysplasia in primary chronic constipation and sigmoid diverticulosis endoscopic biopsy and enzymehistochemical examination. Surg Endosc 1991;5(3):146-9.

53. Huizinga JD, Waterfall WE, Stern HS. Abnormal response to cholinergic stimulation in the circular muscle layer of the human colon in diverticular disease. Scand J Gastroenterol 1999;34(7):683-8.

54. Tomita R, Fujisaki S, Tanjoh K, et al. Role of nitric oxide in the left-sided colon of patients with diverticular disease. Hepatogastroenterology 2000;47(33):692-6.

55. Maselli MA, Piepoli AL, Guerra V, et al. Colonic smooth muscle responses in patients with diverticular disease of the colon: effect of the NK2 receptor antagonist SR48968. Dig Liver Dis 2004;36(5):348-54.

56. Burcher E, Shang F, Warner FJ, et al. Tachykinin NK2 receptor and functional mechanisms in human colon: changes with indomethacin and in diverticular disease and ulcerative colitis. J Pharmacol Exp Ther 2008; 324(1):170-8.

57. Liu L, Shang F, Markus I, et al. Roles of substance P receptors in human colon circular muscle: alterations in diverticular disease. J Pharmacol Exp Ther 2002; 302(2):627-35.

58. Guagnini F, Valenti M, Mukenge S, et al. Neural contractions in colonic strips from patients with diverticular disease: role of endocannabinoids and substance P. Gut 2006;55(7):946-53.

59. Simpson J, Scholefield JH, Spiller RC. Origin of symptoms in diverticular disease. Br J Surg 2003;90(8):899-908.

60. Clemens CH, Samsom M, Roelofs J, et al. Colorectal visceral perception in diverticular disease. Gut 2004; 53(5):717-22.

61. Wood JD. Neuropathophysiology of functional gastrointestinal disorders. World J Gastroenterol 2007; 13(9):1313-32.

62. Simpson J, Neal KR, Scholefield JH, et al. Patterns of pain in diverticular disease and the influence of acute diverticulitis. Eur J Gastroenterol Hepatol 2003;15(9): 1005-10.

63. Shepherd NA. Diverticular disease and chronic idiopathic inflammatory bowel disease: associations and masquerades. Gut 1996;38(6):801-2.

64. Horgan AF, McConnell EJ, Wolff BG, et al. Atypical diverticular disease: surgical results. Dis Colon Rectum 2001;44(9):1315-8.

65. Spiller RC. Postinfectious irritable bowel syndrome. Gastroenterology 2003;124(6):1662-71.

66. Simpson J, Sundler F, Humes DJ, et al. Post inflammatory damage to the enteric nervous system in diverticular disease and its relationship to symptoms. Neurogastroenterol Motil 2009;21(8):847-e58.

67. Horner JL. Natural history of diverticulosis of the colon. Am J Dig Dis 1958;3(5):343-50.

68. Havia T, Manner R. The irritable colon syndrome. A follow-up study with special reference to the development of diverticula. Acta Chir Scand 1971;137(6):569-72.

69. Spiller R. How inflammation changes neuromuscular function and its relevance to symptoms in diverticular disease. J Clin Gastroenterol 2006;40 Suppl 3:S117-20.

# Klinisches Bild, Diagnose, Differentialdiagnose und Komorbidität

# 4. Klinisches Bild, Diagnose, Differentialdiagnose und Komorbidität

Wie dargestellt, sind Divertikel des Kolons in den westlichen Industrienationen ein zunehmender gastroenterologischer Befund; die Prävalenz liegt bei etwa 1/3 der über 45-jährigen, 30-50 % der über 60-jährigen und etwa 80 % der über 85-jährigen Bevölkerung. Bei steigender Prävalenz der Divertikulose und entsprechender Zunahme der mit klinischen Symptomen einhergehenden Divertikel*erkrankung* stellen die klinisch apparenten Divertikelkomplikationen (*painful diverticular disease* [schmerzhafte Divertikelerkrankung ~ Reizdarm bei Divertikulose], Divertikelblutung, Divertikulitis) im Kontext mit der zunehmend älteren Bevölkerungsstruktur ein bedeutsames Problem dar (1, 2).

In etwa 70 % der Fälle bleibt die Divertikulose überwiegend symptomlos, in 5-10 % kommt es zu einer Blutung und in 10-25 % treten eine *Divertikulitis* und ihre Folgen auf. Während der Befund der Divertikulose damit per se keinen Krankheitswert beinhaltet stellt die Divertikulitis definitionsgemäß einen Zustand mit einer Mikroperforation des Kolons dar (3) und ist damit als eine gastroenterologische Notfallsituation zu bewerten. Die Divertikel*blutung* ist eine Komplikation der Divertikulose und für 23 % der Fälle mit unterer GI-Blutung verantwortlich (4). Entzündliche Veränderungen werden hier nicht gefunden. Prädisponierende Faktoren sind höheres Lebensalter und damit assoziierte Gefäßerkrankungen wie arterielle Hypertonie, Diabetes mellitus, koronare Herzerkrankung sowie die Einnahme von Antikoagulantien und Adipositas (5-8). Die Koloskopie ermöglicht i.d.R. die Erfassung (ungefähren) Lokalisation, den Ausschluss anderer wichtiger Differentialdiagnosen wie Angiodysplasien, Neoplasien und Entzündungen, und – bei anhaltender Blutung – der Blutungsaktivität. Lokale Blutstillung ist bei frühzeitiger (6-12 Std.) Intervention und exakter Lokalisation möglich; sie reduziert die Notwendigkeit chirurgischer Eingriffe drastisch (9).

Der Verlauf der *Divertikulitis* ist in ¾ der Fälle unkompliziert, d.h. die Divertikulitis ist konservativ behandelbar, ¼ der Divertikulitiden verlaufen dagegen kompliziert, d.h. unter Ausbildung einer Stenose/Obstruktion, Fistelbildung, eines Abszesses, einer Perforation, Peritonitis oder Phlegmone, und bedürfen damit der operativen Therapie.

Viele Daten untermauern die gängige Praxis, den ersten Schub einer Divertikulitis primär konservativ zu behandeln, nach dem ersten Rezidiv aber die elektive Operation durchzuführen (10). Dies entspricht oft einer sachgerechten Entscheidung, stellt aber kein Dogma dar; die Operationsbedürftigkeit hängt eher von der Gefährdung durch akute transmurale Komplikationen (Perforation, Abszess) ab als von der Zahl der Schübe. In der nicht durch Komplikationen dominierten Situation rezidivierender Entzündungen sind u.a. das Alter des Patienten, die Schwere des Divertikulitisschubes, sein Ansprechen auf die Therapie und der Abstand zwischen den Schüben für die Therapieentscheidung zu berücksichtigen (11,12). Nach jüngeren Daten entwickeln 13 % der konservativ erfolgreich behandelten Patienten ein Rezidiv, 4 % zwei Rezidive und nur 7 % der initial konservativ therapierten Patienten werden in einem 9-Jahreszeitraum operiert (13).

## 4.1. Pathogenese

Die Entwicklung von Divertikeln ist Folge fokaler Wandschwächen im Kolon (Prädilektionsstelle an den Gefäßdurchtrittsstellen zwischen der mesenterialen und der lateralen Taenie) in Verbindung mit einem durch chronischen Ballaststoffmangel erhöhten intraluminalen Druck. Dies erklärt auch a) die Zunahme mit dem Lebensalter (11) und b) die Häufung im Bereich des C. sigmoideum (Hochdruckzone).

Nach wie vor ist die gängige Sichtweise der Entstehung einer *Divertikulitis* die einer bakteriellen Genese infolge Stuhlimpaktation, Obstruktion des Divertikelhalses (☞ Abb. 4.1) mit Sekretstau, dadurch Druckerhöhung und fokaler mukosaler Ischämie mit bakterieller Invasion, – d.h. die Divertikulitis beginnt in der transmuskulär ausgestülpten Mukosa (14, 15). Morphologisch wird hier als frühestes Zeichen eine lymphatische Hyperplasie in der Spitze des Divertikels beschrieben (16). Die Lage der Divertikel im/am Mesokolon führt hierbei zu einer Begrenzung des Mikroperforationsgeschehens. Endoluminal können dementsprechend zunächst durchaus unauffällige Mukosaverhältnisse vorliegen, da der fäkolithische Verschluss des Divertikelhalses ein Übergreifen der Entzündung auf die luminale Mukosa im Frühstadium verhindert.

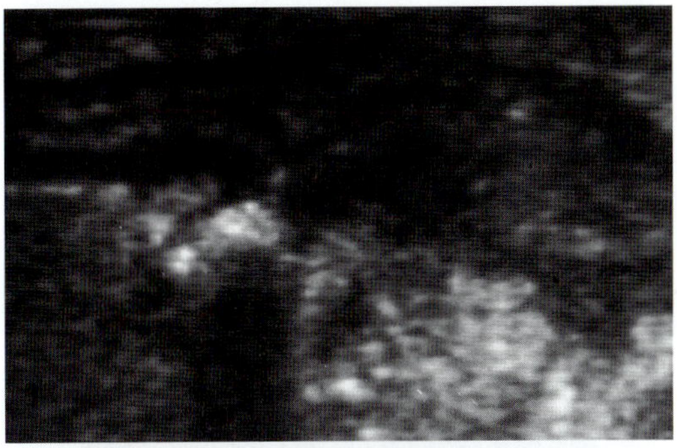

***Abb. 4.1:*** Sonographischer Befund eines typischen Divertikels mit echogener Halbmondbildung (Luft im Divertikel), luftkontrastiertem Divertikelhals und gut erkennbarer Hypertrophie der Muskelschicht als Korrelat der zugrundeliegenden Elastose.

Die histologische Beurteilung der interdivertikulären Mukosa weist allerdings Besonderheiten auf: eine lymphozytäre Infiltration der Schleimhaut ist bereits bei asymptomatischer Divertikulose stärker als bei gesunden Kontrollen nachweisbar. Symptomatische Patienten mit Divertikulose (Schmerzen) weisen eine etwas höhere Lymphozytendichte auf als asymptomatische; Patienten mit akuter unkomplizierter Divertikulitis haben eine deutlich erhöhte Lymphozytendichte in der Mukosa. Nur die letztgenannte Gruppe weist interdivertikulär auch ein neutrophiles Schleimhautinfiltrat auf (17). Diese noch unbestätigten Befunde stützen die Vorstellung, dass die Divertikelkrankheit generell eine Art chronisch entzündlicher Darmerkrankung darstellt. Sie zeigen gleichzeitig, dass die Differentialdiagnose der akuten Divertikulitis gegenüber der (a-)symptomatischen Divertikulose an das granulozytäre Infiltrat, d.h. die bakterielle Entzündung geknüpft ist und verdeutlichen die Notwendigkeit sorgfältiger Differentialdiagnose gegenüber den chronisch-entzündlichen Darmerkrankungen M. Crohn/C. ulcerosa wie auch ischämischen und medikamentös (NSAR) ausgelösten segmentären Kolitiden. Die genannten mikroskopischen Befunde sind nicht identisch mit der endoskopisch-histologischen Bezeichnung *divertikuläre Colitis* bzw. *segmental colitis associated with diverticular disease* (SCAD) (s.u.), führen aber in die gleiche Richtung einer therapeutischen Option durch lokale Antibiotika oder Entzündungshemmung.

## 4.2. Klinisches Bild und Diagnostik

Der körperlichen Untersuchung und dem klinischen Gesamteindruck kommt bei der Diagnostik der akuten Divertikulitis ein hoher Stellenwert zu. Hiervon hängt auch im Allgemeinen die Indikation zur Hospitalisierung ab.

Nach älteren Empfehlungen der *Standards Task Force* der Amerikanischen Gesellschaft der Kolorektalen Chirurgen (11) ist u.U. außer der Anamnese und der klinischen Untersuchung bei eindeutigem klinischem Bild lediglich ein Blutbild, ggfs. ein Urinstatus zur *definitiven* Diagnose erforderlich. Eine derartig reduzierte Sichtweise diagnostischen Handelns ist in vielen Fällen sachgerecht, wird jedoch im Einzelfall der von Patienten und oft auch juristischerseits eingeforderten Diagnostik, westeuropäischen Vorstellungen angemessener differentialdiagnostischer Sicherheit in der Klinik, noch dem breiten klinischen Spektrum bei unterschiedlichen Schweregraden (Stadien) und dem u.U. gravierenden Verlauf der Erkrankung mit ggfs. der Notwendigkeit zeitgerechter chirurgischer Intervention gerecht.

**Leitsymptome** der Divertikulitis sind der *Bauchschmerz im linken unteren Quadranten* (93-100 %), *Fieber* (57-100 %) und die *Leukozytose* (69-83 %) (11, 12). Das Krankheitsbild wird dementsprechend auch als *"linksseitige Appendizitis"* apostrophiert. Wie bei der akuten oder rezidivierenden Appendizitis kann die korrekte Diagnose jedoch sehr schwierig sein, wenn ein weniger klassisches Erscheinungsbild vorliegt.

Übelkeit, Erbrechen, Obstipation, Diarrhoe, Dysurie, Pollakisurie (Reizzustand durch direkt benachbarte Entzündung), Pneumaturie (bei Fistel zur Blase [☞ Abb. 4.2]) und selten eine meist diskrete rektale Blutung sind weitere, fakultative Symptome bei der akuten Divertikulitis. Über den Plexus sacralis können Schmerzreize auch in die Genitalregion ausstrahlen. Bei jüngeren Frauen können überdies auch Schmerzen beim Geschlechtsverkehr die eigentliche gastroenterologische Ursache maskieren.

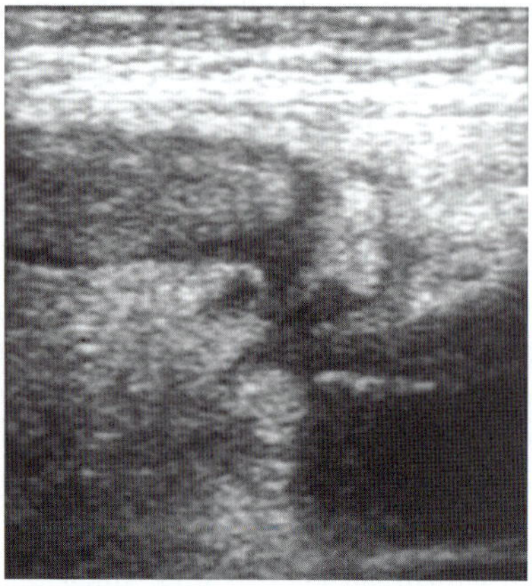

***Abb. 4.2:*** Sigma-Blasenfistel bei Divertikulitis.

Der *Schmerz* bei der Divertikulitis tritt meistens akut auf, wird rasch kolikartig oder kontinuierlich. Im Allgemeinen vermeidet der Patient bei peridivertikulitischer Entzündung, Abszedierung und peritonitischer Reizung Bewegungen, hat die Oberschenkel zur Entlastung leicht angezogen und liegt ruhig. Bei kolikartigen Schmerzen, jüngeren Patienten oder Patienten aus anderen Kulturkreisen kann jedoch auch eine erhebliche Unruhe imponieren. Die Symptome gestörter Darmpassage (Obstipation/Diarrhoe/Meteorismus) lenken den diagnostischen Blick auf den Darm.

Bei der Palpation werden i.d.R. zunächst gut lokalisierte Schmerzen im linken Unterbauch angegeben, mit zunehmender Ausdehnung des Entzündungsgeschehens per continuitatem oder durch Perforation ist dagegen mit einer weniger umschriebenen und schließlich peritonitischen, dann septischen Symptomatik zu rechnen. Darmgeräusche treten spätestens dann in den Hintergrund und es entwickelt sich eine Ileussymptomatik. Die digital-rektale Untersuchung löst bei der Divertikulitis meistens linksseitig Schmerzen aus. Hier, wie auch bei der abdominellen Palpation, können ein weit nach rechts ausladendes Sigma wie auch eine rechtsseitige Divertikulitis differentialdiagnostisch große Schwierigkeiten bereiten.

Je weniger *lokalisiert* die initiale Symptomatik ist, desto mehr sollten andere Differentialdiagnosen erwogen werden; hervorragende Hilfe leistet hier die Ultraschalluntersuchung (s.u.), die durch gezielte Palpation ein Aufsuchen des entzündeten Divertikels und des Divertikel-tragenden Segments unter Sicht ermöglicht (☞ Abb. 4.3). Der Palpationsbefund einer dolenten "Walze" bzw. des Sigmastrangs ist sowohl bei der schmerzhaften Divertikulose, dem Z.n. Divertikulitis wie auch der akuten Divertikulitis möglich.

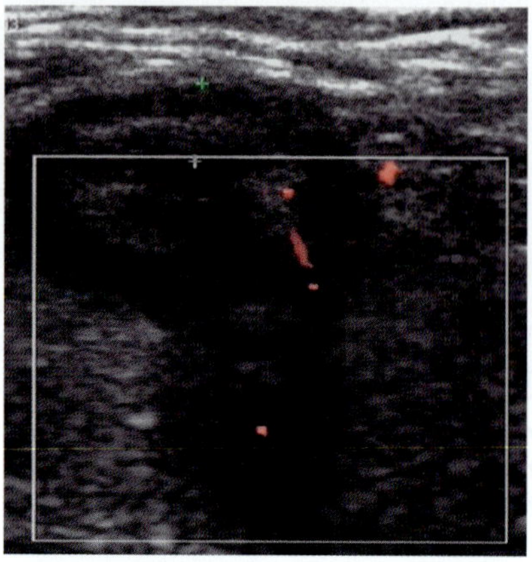

a

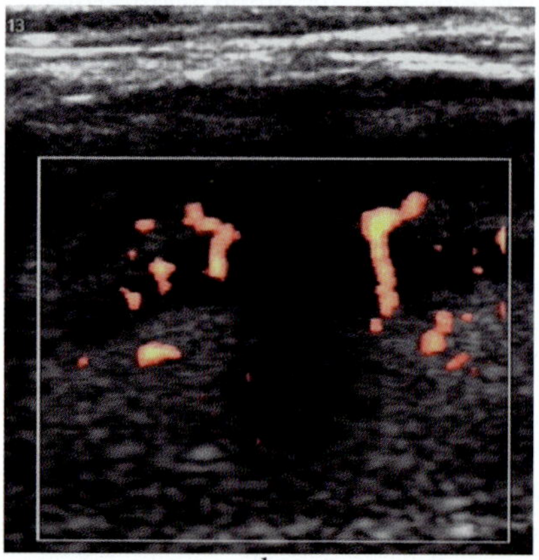

b

***Abb. 4.3:*** Akute Sigmadivertikulitis Im Ultraschallbild. Ausbildung einer druckdolenten Kokarde mit deutlicher Wandverdickung. Divertikeldurchtritt entlang der hyperämisch dargestellten Vasa recta. Bei schwerer Entzündung zeigt sich hier keine Luftsichel im stark echoarmen Divertikel; ausgeprägte mesenteriale echogene Manschette (charakteristisch: "das Divertikel unterschiedlicher Echogenität im Zentrum der mesenterialen Fettreaktion" (A. Hollerweger).

Die Differentialdiagnose der *Divertikulitis* gegenüber der *symptomatischen, schmerzhaften Divertikulose* stützt sich hierbei auf die erhöhte Körpertemperatur (meist 38-38,5 ° C), objektive Urinbefunde, peritonitische Zeichen bei der Untersuchung, die Leukozytose und eine beschleunigte BSG bzw. ein erhöhtes CRP (☞ Tab. 4.1).

| Schmerzhafte Divertikulose | Akute Divertikulitis |
|---|---|
| Symptome | |
| • Schmerz<br>• Kolik<br>• normale Temp. | • Schmerz<br>• Kolik<br>• Fieber<br>• Urinbefunde (Leukozyturie, Faekalurie, Pneumaturie) |
| Palpation | |
| • Sigmoid schmerzhaft<br>• Tympanie<br>• Weiches Abdomen | • Sigmoid schmerzhaft<br>• Tympanie<br>• Peritonismus, "defense" |
| Laborbefunde | |
| • Leuko normal<br>• BSG/CRP normal<br>• Calprotectin i. St. normal<br>• FOBT negativ | • Leukozytose, Linksverschiebung<br>• BSG/CRP ++<br>• Calprotectin i. St. erhöht<br>• FOBT gelegentlich positiv |

***Tab. 4.1:*** Differentialdiagnose von schmerzhafter Divertikulose und akuter Divertikulitis.

Als eine erfahrungsgemäß wertvolle praktische Hilfe für die Abgrenzung der schmerzhaften Divertikulose zum Reizdarm (☞ Tab. 4.2) kann das sog. *"closed eye sign"* dienen, d.h. das Schließen der Augen trotz/bei der Angabe von Schmerzen unter der Palpation. Patienten mit entzündlich verursachten Schmerzen weisen demgegenüber eher ängstlich geweitete Augen auf, wenn sich die palpierende Hand dem Schmerzherd nähert.

Kolovesikale Fisteln führen zur Pneumaturie, klinisch an der Angabe perlender Luft im Urin ("Champagnerurin") erkennbar, colovaginale Fisteln führen zu Luftaustritt und Stuhlverschmieren vaginal. Eine einfache Nachweismethode kolovesikaler/kolovaginaler Fisteln ist der Mohnsamentest. Sofern keine Kontraindikation für eine orale Nahrungsaufnahme besteht erlaubt die Urinsediment- (bzw. Tampon-) inspektion nach oraler Verabreichung von Mohnsamen (Mohnkuchen) den Nachweis einer Fistel. Ein solcher einfacher Test ist heute selten erforderlich, da mit der Sonographie der Luftnachweis in der Harnblase einfach und schnell gelingt; unter besonderen Bedingungen mag der Test als historische Reminiszenz jedoch hilfreich sein. Eine Zystoskopie kann eine Sigma-Blasenfistel erkennen lassen, meistens findet sich jedoch lediglich eine Blasenwandverdickung.

Die Divertikulitis des rechten Kolons stellt eine schwierige Differentialdiagnose dar (DD u.a. Appendizitis, M. Crohn, Yersiniose). Bei größerem entzündlichen Konglomerat ist hier die rechtsseitige Schmerz- und Entzündungssymptomatik häufiger mit einer Dünndarm-(Sub-)ileus-Symptomatik verbunden.

Für die akute Appendizitis sprechen in erster Linie der Beginn der Symptomatik im Epigastrium mit sekundärer Lokalisation im rechten Unterbauch, ein positives Rowsing´ Zeichen und (eher wenig zuverlässig) die rektal-axilläre Temperaturdifferenz. Die Divertikulitis beginnt umschrieben in *einem* Divertikel.

- Reizdarmsyndrom
- Akute Enteritiden viraler/bakterieller Genese
- Ischämische Colitis, Strahlen (aktinische)-Colitis, NSAR-Colitis, neutropene Colitis
- Chronisch entzündliche Darmkrankheiten (M. Crohn, C. ulcerosa)
- Neoplastische Erkrankungen (Polypen, Karzinom)
- Obstruktionssyndrome, z.B. Invagination, Volvulus
- Harnwegserkrankungen, z.B. Pyelonephritis, Nieren-/Ureterstein, Zystitis
- Gynäkologische Erkrankungen, z.B. Adnexitis, Tubargravidität, Ovarialtumor
- seltene und sehr seltene Entitäten, (z.B. Stielgedrehte Appendix epiploica, Meckel-Divertikulitis, Fremdkörper, segmentäre Ischämie durch Heringswurmeier, Vaskulitis-bedingte Veränderungen, Blister-Divertikulitis

***Tab. 4.2:*** Wichtige klinische Differentialdiagnosen der Divertikulitis (☞ auch Abb. 4.4-4.7).

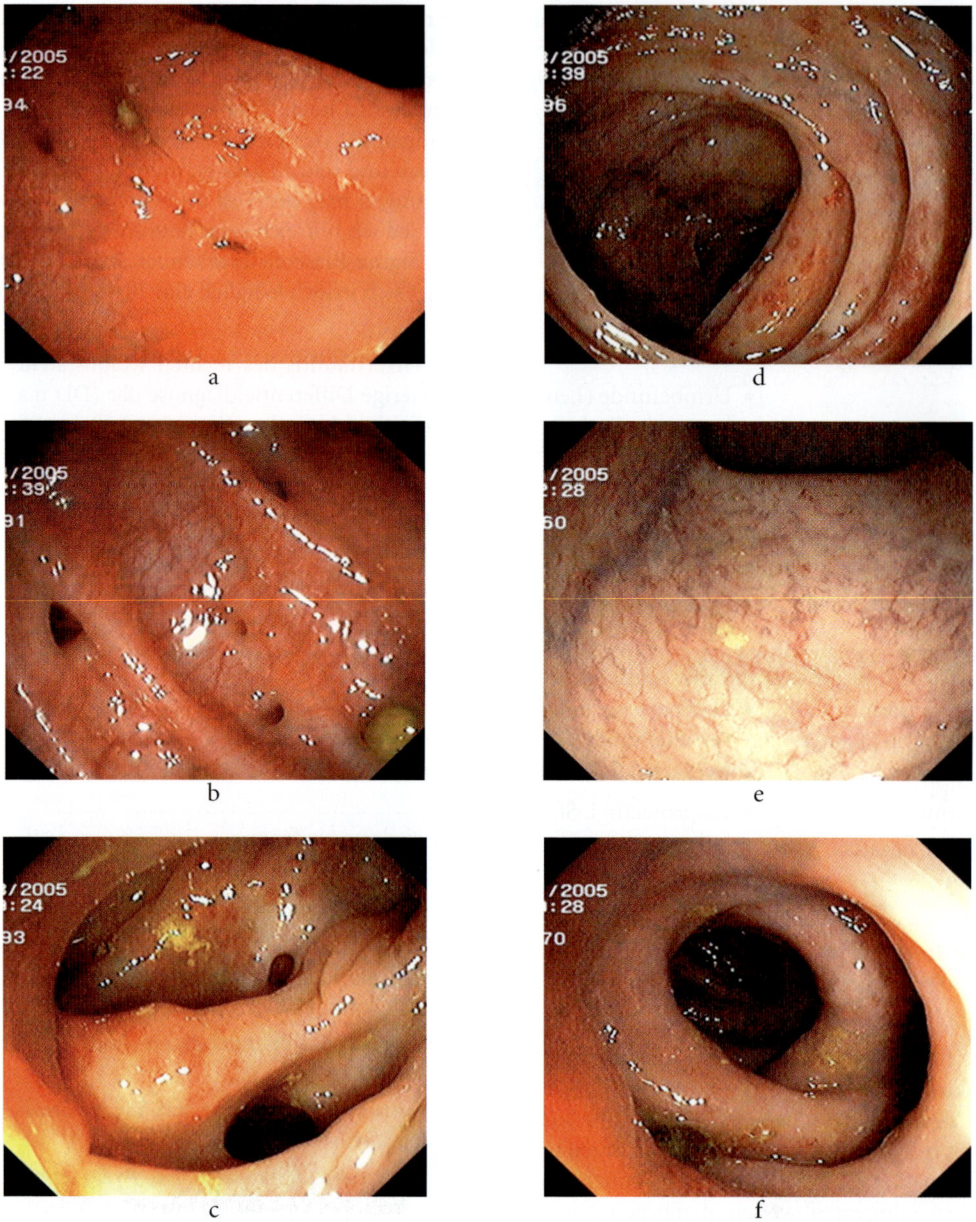

a d b e c f

***Abb. 4.4:*** Divertikel bei Kolitiden anderer Ätiologie: unspezifische Kolitis (a+b), mikrobielle Kolitis (c+d), radiogene Kolitis (e+f).

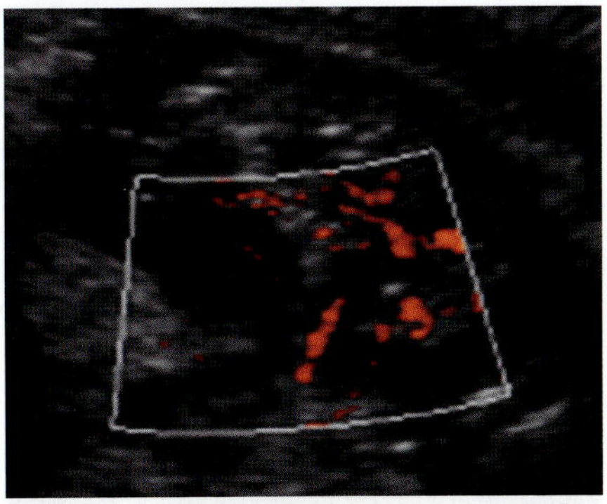

***Abb. 4.5:*** Divertikuläre Entzündung bei einer Pseudomonas aeruginosa-Kolitis. Die Sonographie zeigt keine typische Muskelhypertrophie. Das hier dargestellte betroffene Divertikel (ohne Luftsichel) ist Teil eines gleichmäßig entzündeten Abschnitts und nicht "das Divertikel unterschiedlicher Echogenität im Zentrum der mesenterialen Fettreaktion" (A. Hollerweger).

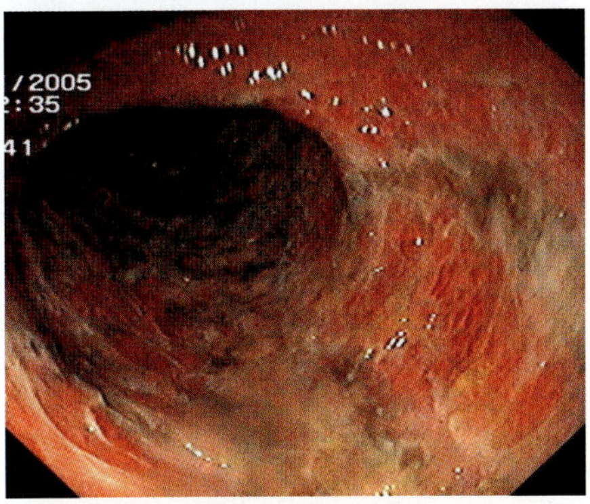


a

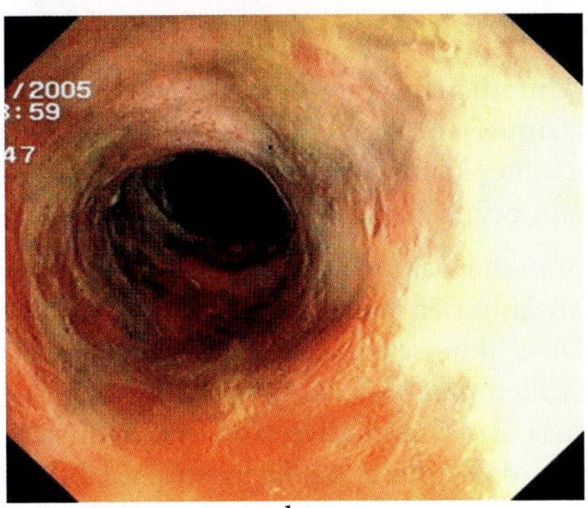


b

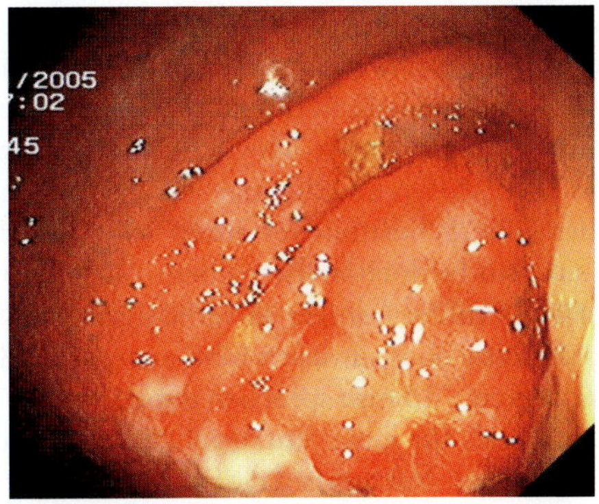


c

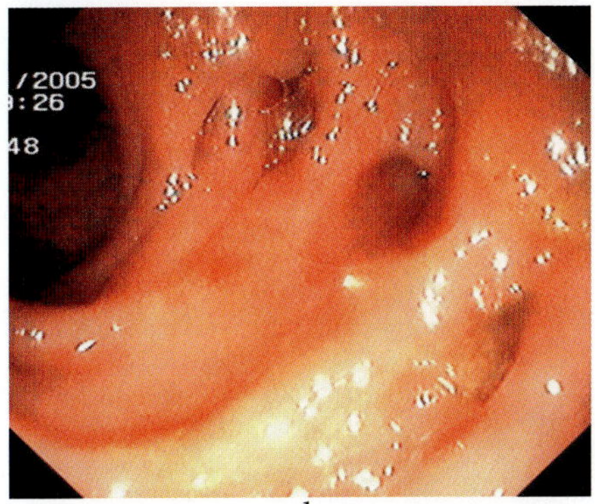


d

***Abb. 4.6:*** Koloskopie zur Differentialdiagnose bei linksseitigem Unterbauchschmerz mit kolikartigen Tenesmen und erhöhten Entzündungswerten beim älteren Patienten. Ischämische Kolitis des C. descendens und Sigmadivertikulose. Partielle Einbeziehung des Divertikel-tragenden Segments (c+d) und "typischer" Divertikulitisbefund (c).

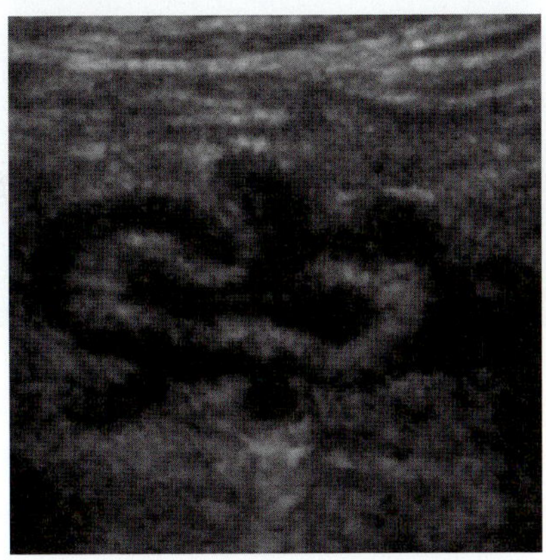

***Abb. 4.7:*** Divertikuläre Entzündung bei einer C. ulcerosa. Die Sonographie zeigt den symmetrischen Aufbau der C. ulcerosa.

Eine Harnstauungsniere kann sowohl rechtsseitig (eher bei M. Crohn) wie links (Sigmadivertikulitis) vorkommen und spricht für eine ausgedehnte entzündliche Masse. An die Möglichkeit eines Karzinoms sollte differentialdiagnostisch stets gedacht werden. Die Schnittbildverfahren (Sonographie, CT, s.u.) sind jedoch meistens beim Vorliegen einer Divertikulitis weniger zuverlässig, ein Karzinom definitiv nachzuweisen bzw. auszuschließen. Wanddicken > 15 mm sprechen dabei eher für ein Karzinom als für einen entzündliche Schwellung (18, 19). Der Nachweis/Ausschluss eines Malignoms ist jedoch primäre Aufgabe der Koloskopie (☞ Abb. 4.8).

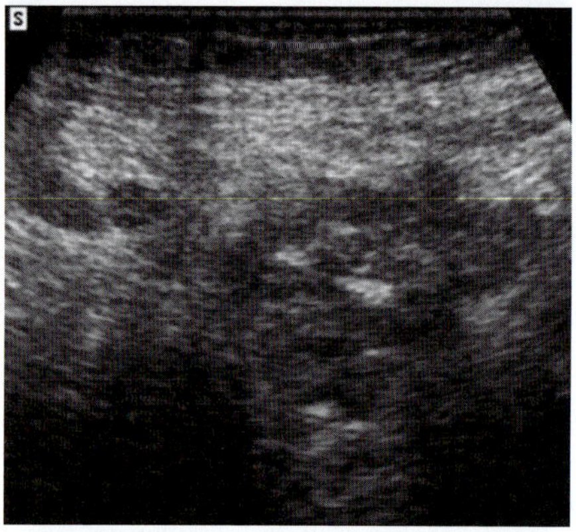

a

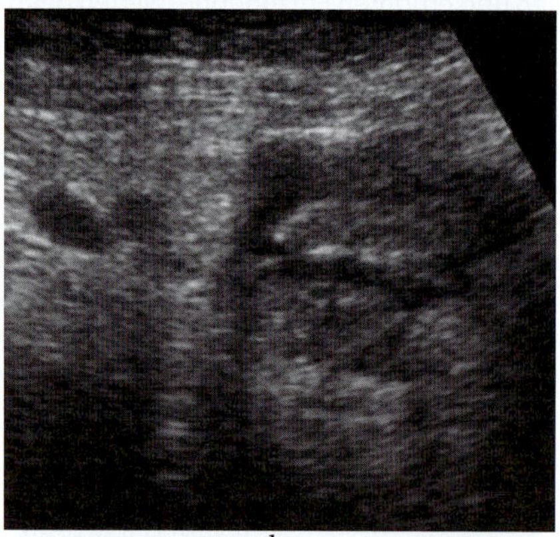

b

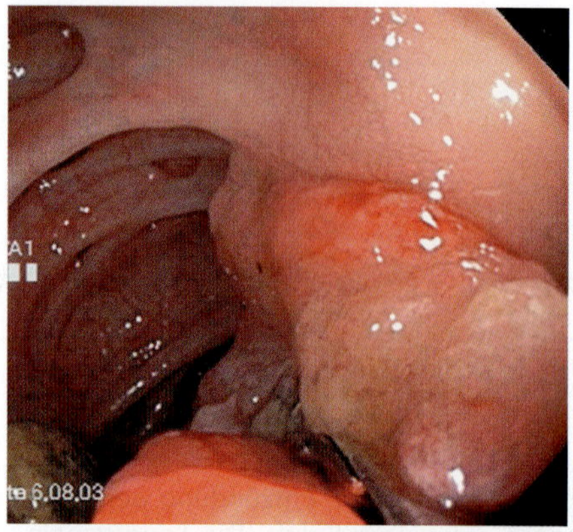

c

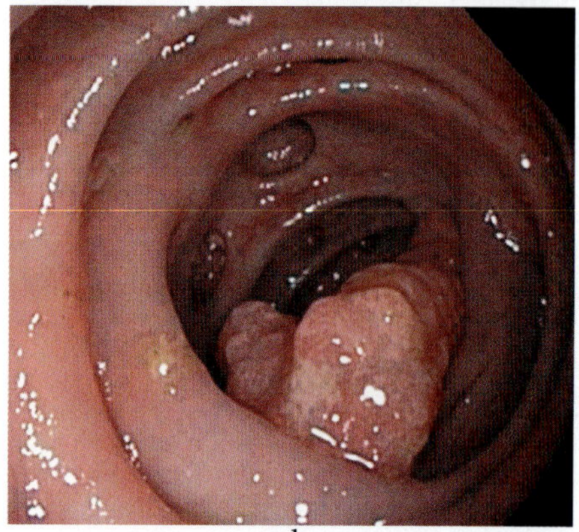

d

***Abb. 4.8:*** Koinzidenz eines Kolonkarzinoms mit einer Divertikulose im Sigma. Die Ultraschalluntersuchung (a+b) zeigt eine wandübergreifende echoarme Raumforderung und lokale Lymphknotenfiliae sowie in der Tiefe ein reizloses Divertikel (a). Die Koloskopie (c+d) zeigt den polypoiden Tumor (histologisch: Adenokarzinom) neben reizlosen Divertikeln im Sigma.

Die Unterbauchsymptomatik der Adnexitis betrifft zumeist jüngere Patientinnen und ist meistens weiter kaudal und medial gelegen; Tympanie und ein Bezug zur Darmpassage fehlen.

Ischämische, bakterielle, virale und parasitäre Kolitiden kommen naturgemäß auch bei Patienten mit Divertikulose vor. Analog zur interdivertikulären Schleimhaut ist dabei auch die ausgestülpte Mukosa der Pseudodivertikel entzündlich infiltriert, so dass differentialdiagnostische Überlegungen zur Divertikulitis angebracht sind. Ein Nichtansprechen der klinischen Symptomatik (Schmerz, Temperatur, Leukozytose) nach etwa 3 Tagen sowie septische Temperaturen lassen an eine größere Abszedierung (i.d.R. > 5 cm) oder andere Komplikationen wie eine Pylephlebitis (☞ Abb. 4.9) denken und erfordern eine (erneute bzw. erweiterte) bildgebende Diagnostik [12].

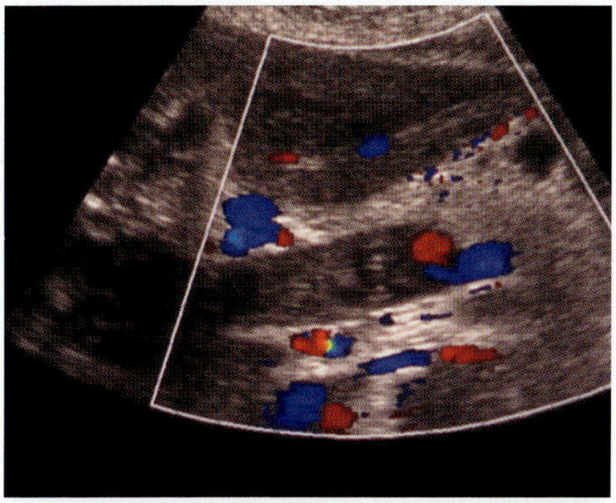

a

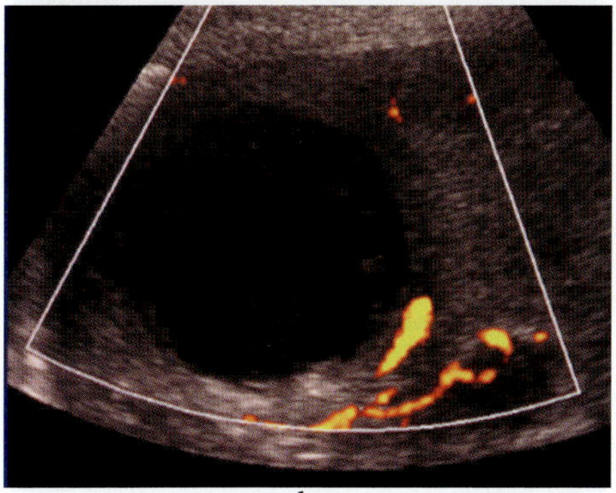

b

***Abb. 4.9:*** Thrombosierende Pylephlebitis der V. portae (a) und Downstream-Leberabszess (b) als Komplikationen einer Divertikulitis.

*Daran zu denken* ist auch der wichtigste Schritt für die Diagnose einer pseudomembranösen Colitis nach antibiotischer Therapie der Divertikulitis, wenn sich bei engen Kontrollen des Palpations-, Temperatur- und CRP-/Leukozytenverlaufs nach initialer Besserung eine Verschlechterung abzeichnet.

## 4.2.1. Spezielle Differentialdiagnosen, besondere Verläufe

Die Einbeziehung von Divertikeln bei *chronisch entzündlichen Darmerkrankungen (CED)* weist Besonderheiten auf.

M. Crohn-typische Veränderungen und Divertikel kommen überzufällig, insbesondere beim weiblichen Geschlecht, vor (20). Echte Koexistenz von M. Crohn und Divertikulitis führt zu komplizierten Verläufen. "Crohn-typische" Läsionen allein im Divertikel-tragenden Segment haben demgegenüber einen günstigeren Verlauf. Dies wird jedoch als *mimicry* angesehen, denn alle "typischen" Crohn-Läsionen (Epitheloidzellgranulome, transmurale Entzündung, Fissuren) sowie Aphthen und auch "C. ulcerosa-typische" Kryptenabszesse kommen bei der Divertikulose vor, -insbesondere bei älteren Patienten mit kritischen Perfusionsverhältnissen (21-26).

Zunehmend werden dabei segmentäre Entzündungen mit "CED-typischen" histologischen Charakteristika der Mukosa zwischen Divertikeln als eigenständige Entität aufgefasst (27). Hierfür wurde der Begriff der *segmental colitis associated with diverticular disease* (SCAD) bzw. der *divertikulären Colitis* geprägt (28). Klinisches Korrelat ist der linksseitige Unterbauchschmerz in Verbindung mit leichter Hämatochezie und Stuhlunregelmäßigkeiten; die systemische Entzündungsreaktion (Temperatur, CRP) ist allenfalls gering ausgeprägt. Endoskopisch finden sich eine verwaschene Gefäßzeichnung, fokales Erythem, Erosionen, mukosale Hämorrhagie und Ulcera; histologisch imponieren eine unspezifische Entzündung, schwere Entzündung/Kryptenabszesse (29-33).

Der Krankheitsverlauf von Patienten mit einer erst jenseits des 60. Lebensjahres beginnenden Colitis, (in der Literatur jugendlich-dynamisch als "old-age colitis" [OAC] bezeichnet) zeigt, dass die Assoziation von Divertikulose und CED eine Rolle spielt (☞ Abb. 4.9), aber auch die segmentäre Colitis in Assoziation mit der Divertikelerkrankung (SCAD) als eigenständige Entität innerhalb der OAC abzugrenzen ist (34). Dies hat auch therapeutische Implikationen (☞ Kap. 5.).

Eine *mesenteriale inflammatorische Veno-okklusive Erkrankung* (MIVOD) wurde 1994 erstmals als Differentialdiagnose der Divertikulitis beschrieben (35) und in der Folge von anderen Autoren bestätigt. Histologisch bestehen im Resektat eine ausgeprägte lymphozytäre, nekrotisierende oder auch granulomatöse Phlebitis und Venolitis, oft auch eine myointimale Hyperplasie, die zu ischämischen Veränderungen an Darm und Mesenterium führen; ein Arteriitis besteht nicht. Endoskopisch und klinisch imponiert die MIVOD eher wie eine C. ulcerosa (☞ Abb. 4.10).

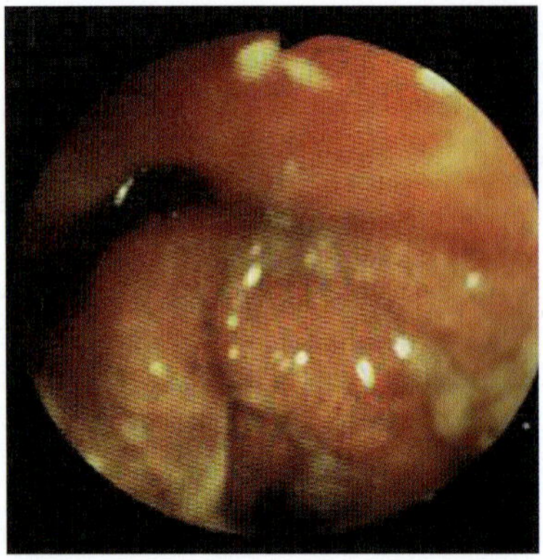

***Abb. 4.10:*** Mesenteriale inflammatorische veno-okklusive Erkrankung (MIVOD). Patient mit charakteristischer Klinik einer Sigmadivertikulitis. Präoperative Endoskopie, Sonographie, operativer Situs und Histologie zeigen den Befund einer Divertikulitis. Keinerlei Anhalt für eine Colitis ulcerosa. Postoperativ nach 7 Tagen Hämatochezie und Ausbildung eines C. ulcerosa-artigen Bildes nach 10 Tagen (Sigmoideoskopie). Weiterer Verlauf entsprechend einer C. ulcerosa. Die Nachbegutachtung des Resektates zeigt eine mesenteriale inflammatorische veno-okklusive Erkrankung, die wenige Wochen zuvor erstmals publiziert wurde (Flaherty, 1994).

Nur etwa 20 % der Divertikulitispatienten sind jünger als 50 Jahre (6), d.h. Alter ist ein Prädispositionsfaktor. Besondere Aufmerksamkeit verlangt die Divertikulitis jedoch im hohen Alter, da hier mitigierte Verläufe (kaum Fieber, kaum Leukozytose) mit (vermeintlich) geringer lokaler Schmerzsymptomatik auftreten können, obwohl ein gravierender Befund vorliegt. Vice versa ist über besonders foudroyante Divertikulitis-Verläufe bei jüngeren, vor allem adipösen Männern berichtet worden (37, 38). Ob dies einer besonderen Verlaufsform der Erkrankung entspricht oder Folge einer verzögerten Diagnosestellung ist, wird kontrovers beurteilt.

Komplikationen (freie Perforation, Operation, postoperative Morbidität und perioperative Mortalität) der akuten Divertikulitis sind bei immunsupprimierten Patienten signifikant häufiger als beim Immunkompetenten (39). Dabei ist die Prävalenz der Divertikulitis offenbar nicht erhöht, ihr Verlauf hingegen gravierender.

Anders scheint es sich bei der polyzystischen Nierenerkrankung zu verhalten. Hier treten komplizierte Divertikulitiden nach Nierentransplantation häufiger auf, aber auch die Divertikulitis ist 6-7mal häufiger bei Patienten, deren Niereninsuffizienz auf eine polyzystische Nierenerkrankung zurückzuführen ist, verglichen mit Patienten mit Niereninsuffizienz anderer Genese (12/59 [20 %] vs. 4/125 [3 %], p=0,0003) (40).

Die versehentliche Einnahme von Tabletten in ihrer Blisterverpackung bei betagten/desorientierten Patienten kann bei Retention in Divertikeln ebenso zu deren Entzündung wie die endoskopische Bergung dieser scharfkantigen Fremdkörper (☞ Abb. 4.11).

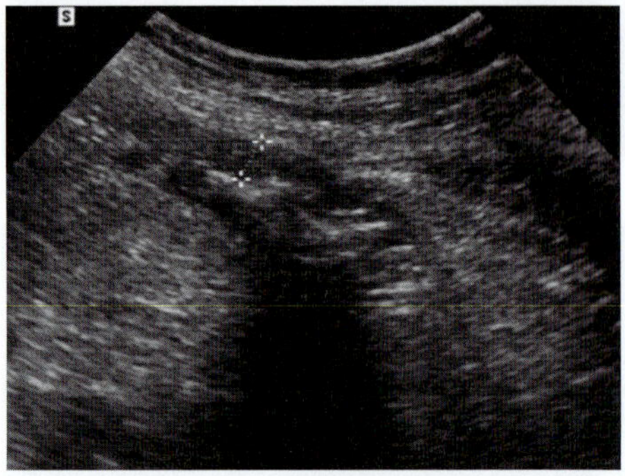

a

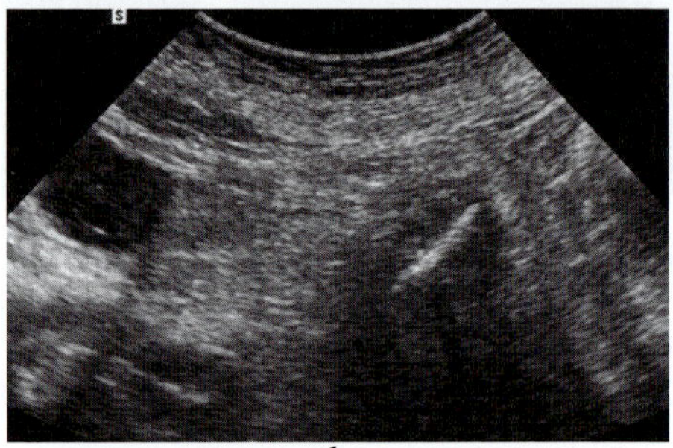

b

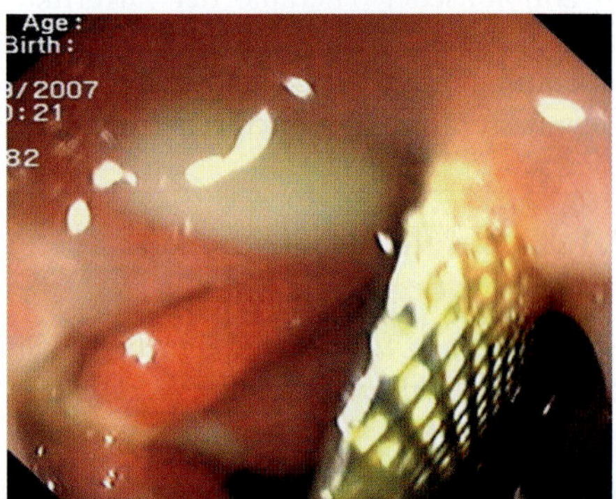


c

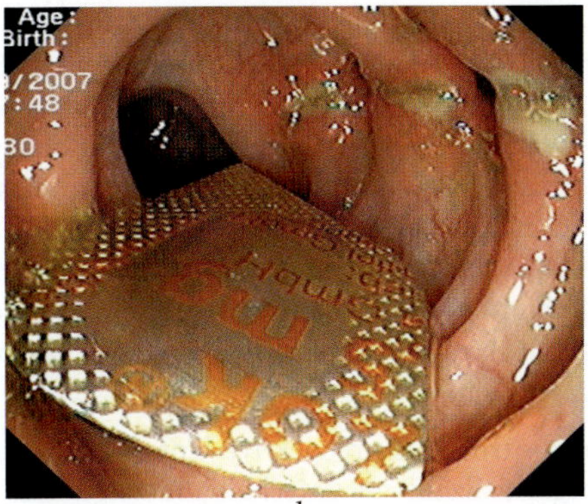

d

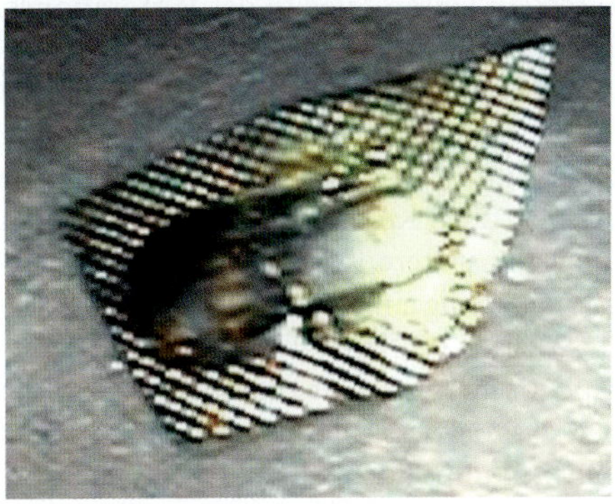

e

***Abb. 4.11:*** "Blister-Divertikulitis". a+b: Sonographisches Bild einer segmentären Colitis im Sigma (a) ohne die für die Divertikulitis typische Muskelhypertrophie und den Nachweis "des Divertikels unterschiedlicher Echogenität im Zentrum der perikolischen Fettreaktion". Darstellung eines echogenen, angedeutet gitterförmig strukturierten flachen Fremdkörpers in einem echoarmen Divertikel (b). c+d: Am Divertikelrand eingekeilter Blister mit erheblicher Eiterung (c). Zustand am Folgetag nach Bergung des initial auffälligen Blisters: scharfkantiger Einschnitt mit Eiterungen und Detektion eines weiteren Blisters, der (ebenso wie ein dritter) endoskopisch geborgen wurde (d). e: Der erste der drei geborgenen Blister.

## 4.2.2. Bildgebende Verfahren

Die Prognose eines Patienten mit akuter Divertikulitis wird entscheidend durch 3 Faktoren bestimmt: Alter, Perforation und Abszess. Eine wesentliche bildgebende Untersuchung in der Akutsituation (Notfalldiagnostik) ist daher die Abdomenübersicht in Linkslage *(Laterographie)* zum Nachweis bzw. Ausschluss einer freien Perforation (und einer Obstruktion). Wenn in der Akutsituation bereits ein CT durchgeführt werden kann oder hinreichende Erfahrungen mit der Sonographie bestehen, ist die Laterographie allerdings entbehrlich.

### Endoskopie

Eine *Koloskopie* ist bei der akuten Divertikulitis nicht grundsätzlich kontraindiziert, im allgemeinen jedoch nicht indiziert, da ohne faktischen Nutzen, weil der Ort des kritischen Geschehens (Divertikulitis – Abszess – Perforation) transmural liegt und die therapeutischen Optionen nicht beeinflusst werden. Wenn allerdings – und diese Nuance impliziert ggfs. durchaus gutachterliche Konsequenzen – die nichtinvasive Diagnostik nicht eindeutig eine Divertikulitis belegt sondern eine unklare entzündliche Colitis-Konstellation vorliegt, dann kann auch in der Akutsituation eine Koloskopie indiziert und erforderlich sein. Biopsien aus den Divertikeln sind in keinem Fall erforderlich oder indiziert. Endoskopisch werden unterschiedliche Schweregrade beobachtet; initial bestehen umschriebene Rötungen interdivertikulär bzw. am Rand des entzündeten Divertikels. Eiterexsudat und eine segmentäre Entzündung zeigen die intensivere Entzündung an (☞ Abb. 4.12); in diesen Fällen weist die Sonographie meist eine Wanddicke > 11 mm und eine peridivertikuläre Entzündung auf.

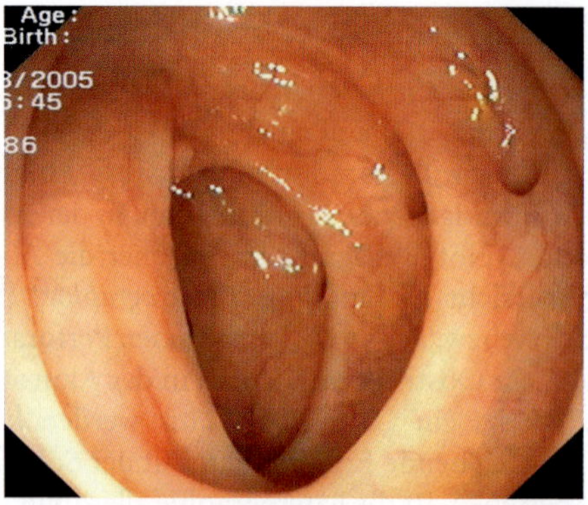

a

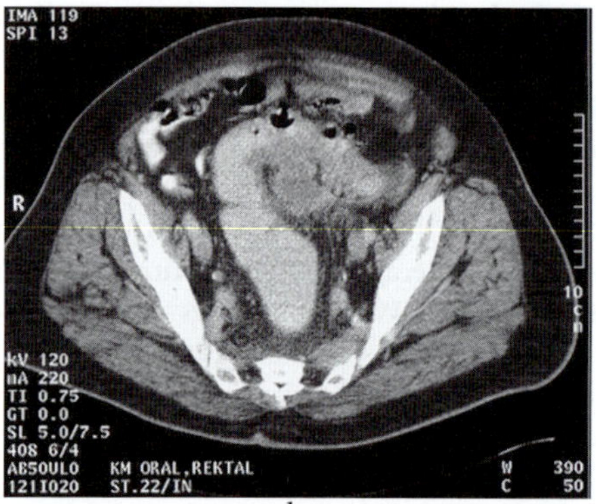


b

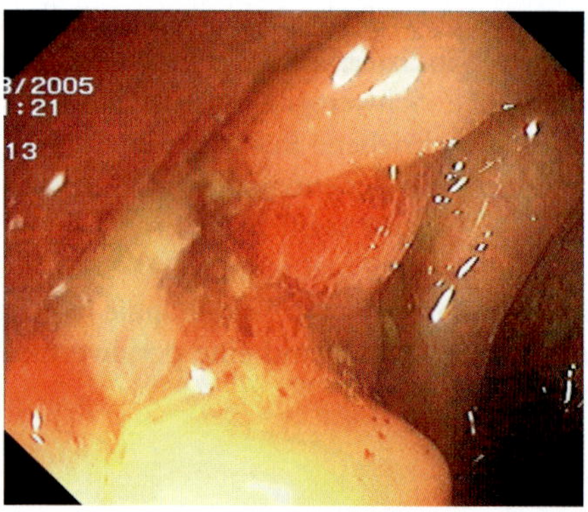

c

***Abb. 4.12:*** Endoskopische Befunde bei der Sigmadivertikulose (a) und unterschiedlicher Ausprägung einer Sigmadivertikulitis mit fleckförmigen Rötungen der interdivertikulären Mukosa (b) und eitrigem Exsudat in einem zugeschwollenen Divertikel (c).

Die grundsätzliche Empfehlung, nach einer Divertikulitis aus Gründen der Perforationsgefahr 6 Wochen auf eine Koloskopie zu verzichten, beruht auf archetypischen Zitaten der frühen angloamerikanischen Endoskopie (1975-1980) und wird nicht durch Daten oder gastroenterologischen Konsens gestützt. Die derzeitige Stellungnahme des Standards Committee der American Society of Colon and Rectal Surgeons (41) zitiert in diesem Zusammenhang entsprechend – ausschließlich – eine chirurgische Übersicht aus dem Jahr 1988 (42), räumt aber ein, dass eine Sigmoideoskopie in Einzelfällen mit diagnostischen Unklarheiten hilfreich sein kann.

Eine kontrollierte prospektive Untersuchung mit geringer Fallzahl aus Griechenland zeigt, dass bei Patienten mit akuter Divertikulitis (ohne freie Luft im CT) kein Unterschied in der Perforationshäufigkeit (0) bei früher vs. aufgeschobener Koloskopie besteht. Allerdings ergab die Koloskopie auch keine zusätzlichen Informationen zur CT-Untersuchung. 3/45 Patienten erschienen dabei nicht zur frühen Koloskopie und 10/41 Patienten nahmen die spätere Koloskopie nicht wahr (43), was als nachteilig einzustufen ist. Die retrospektive Analyse eines größeren Krankengutes bzgl. des therapeutischen Nutzens einer frühen Koloskopie zeigt a) dass bei persistierendem akuten Verlauf einer Divertikulitis (10 %) in 17 % eine Therapieänderung oder eine Beeinflussung des outcome durch die frühe Koloskopie vorlag während bei regulärem, nicht persistentem Verlauf der Divertikulitis kein Nutzen der frühen Koloskopie nachweisbar war (44). Dass eine Koloskopie bei der Divertikulitis sicher durchführbar ist, entspricht ebenso langjähriger klinischer Erfahrung unter endoskopierenden Gastroenterologen wie (teils asymptomatische) Spontanperforationen von Divertikeln.

Nach Abklingen des (ersten) akuten Divertikulitisschubes ist im Allgemeinen grundsätzlich die Indikation zur Koloskopie aus differentialdiagnostischer Sicht und zum Ausschluss einer Neoplasie gegeben. Die Tatsache, dass in den USA dabei oft noch der Bariumkontrasteinlauf bevorzugt wird, ist auf die dort deutlich geringeren Kosten (198 $ vs. 490 $) (45) zurückzuführen.

## Kontrasteinlauf

Die Durchführung eines Barium-Kontrasteinlaufs bei *akuter* Divertikulitis ist obsolet und muss wegen der Perforationsgefahr mit Bariumperitonitis unterbleiben. Amerikanische Chirurgen messen dem Kontrasteinlauf mit *wasserlöslichem Kontrast-*

mittel bei akuter Divertikulitis einen praktischen Stellenwert bei; Kriterien der Divertikulitis sind hierbei der Divertikelnachweis, Konglomeratnachweis mit muraler Verdickung, Ausziehungen und KM-Austritt. Die Angaben zur diagnostischen Zuverlässigkeit zeigen eine Sensitivität von 77-94 % und 2-15 % falsch positive Ergebnisse bei etwa 7 % nicht eindeutigen Befunden [11]. Die Untersuchung ist jedoch heute durch die Schnittbildverfahren (US, Spiral-CT) überholt (41, 46).

## Computertomographie

Die *Computertomographie* (☞ Abb. 4.13) hat in der Notfallsituation bzw. stationär versorgten Patienten große Bedeutung. Neben der Erfassung einer Perforation und von Abszessen werden dabei auch die Entzündung des Divertikels und des Divertikel-tragenden Darmabschnitts sowie Fisteln und andere Komplikationen (z.B. Ureteraufstau, Pfortaderthrombose) optimal dargestellt. Voraussetzung hierfür sind allerdings auch optimale Untersuchungsbedingungen (z.B. Spiral-CT, gesamtes Abdomen, Schicht 2,5 mm, Pitch 1,375, Kontrastfüllung rektal, i.v.-Gabe von Röntgenkontrastmittel [100 ml, 3 ml/sec; Startverzögerung 65 sec]). Dies impliziert, dass eine entsprechend qualifizierte CT-Untersuchung oft nur in der Regelarbeitszeit realisiert werden wird. Bei jüngeren und adipösen Patienten gemahnt überdies die Strahlenbelastung der Untersuchung zu zurückhaltender Indikationsstellung, dies gilt ganz besonders für Wiederholungsuntersuchungen.

Kriterien der Divertikulitis sind die Darmwandverdickung (positiver prädiktiver Wert 100 % bei > 10 mm, 85 % bei 7-10 mm), perikolische Fett-Infiltration, perikolische oder entferntere Abszesse und extraluminale Luftansammlungen. Der pos. prädiktive Wert des Nachweises von Sigmadivertikeln liegt bei 73 %, der perikolischen Entzündung bei 88 % (11, 12, 19).

Für die CT-Untersuchung werden eine Sensitivität von 90-95 % und 72 % Spezifität berichtet; die Rate falsch negativer Befunde liegt bei 7-21 %.

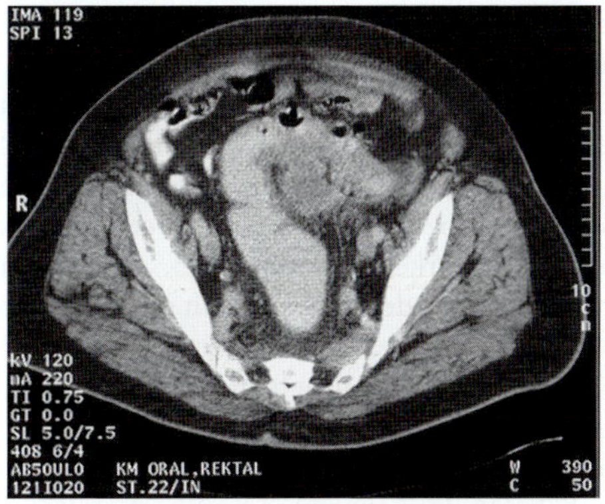


a

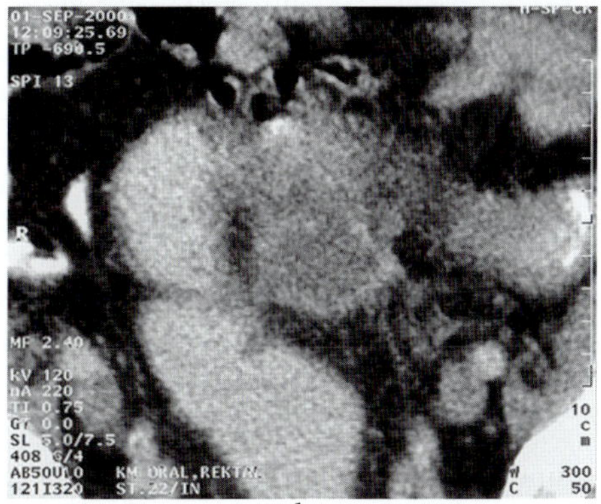


b

***Abb. 4.13:*** Mesenterial gelegener peridivertikulitischer Abszess bei akuter Sigmadivertikulitis. Im CT deutlich bessere Übersicht und Darstellung des relevanten Befundes als bei der Ultraschall-Untersuchung. 59-jähriger Diabetiker, 2. Entzündungsschub, OP-Indikation.

## Ultraschalluntersuchung

Die *abdominelle Sonographie* ist in den Händen des mit der Methode vertrauten Untersuchers eine keinesfalls minder treffsichere Methode zum Nachweis der Divertikulitis und ihrer Komplikationen. Die enge Beziehung zur diagnostischen Erfahrung des Untersuchers führt im angloamerikanischen Sprachraum mit sehr begrenzter ärztlicher Ultraschallerfahrung zu einer distanzierteren Beurteilung des klinischen Wertes; in Westeuropa steht die Sonographie demgegenüber als Erweiterung der körperlichen Untersuchung in der ersten Reihe der bildgebenden Verfahren bei der Divertikulitis.

*Ultraschallkriterien der Divertikulitis* sind die in Abhängigkeit vom Grad der Entzündung zunehmende Darmwandverdickung mit Hypertrophie der Muskulatur (Kokarde), der Divertikelnachweis (echoreicher Halbmond [Luft] mit echoarmer Begrenzung oder betont echoarmes Divertikel im Zentrum einer echogenen mesenterialen Fettgewebsmanschette), verminderte Peristaltik und Komprimierbarkeit sowie die punktgenaue Druckdolenz bei der Palpation mit dem Schallkopf (☞ Abb. 4.1+4.3). Die Darstellung perikolischer Abszesse sowie von Fisteln ist häufig, die einer Harnstauungsniere oder thrombosierenden Pylephlebitis der Pfortader fast immer zuverlässig möglich. Der Hauptnachteil liegt in der oft unzureichenden Übersicht im mesenterialen Bereich (Nachweis mesenterialer Fisteln/Abszesse/Luftansammlungen) und unzureichender Erreichbarkeit der im unteren Sigma befindlichen Divertikulitiden.

Die Sensitivität liegt bei 84 - 98 % mit einer Spezifität von 87-97 %. Divertikulitis-Abszesse werden sonographisch in 90-97 % richtig erkannt. Eine Wandverdickung des Sigmas auf ≥ 10 mm geht endoskopisch praktisch immer mit einem Eiteraustritt aus den entzündeten Divertikeln einher (47, 48).

Bei adipösen Patienten ist die Aussagekraft der Sonographie oft (aber keineswegs regelhaft) eingeschränkt; Vorteile sind die unmittelbare Anwendbarkeit ohne Vorbereitung des Patienten und die hohe Detailauflösung sowie die Kombinationsmöglichkeit mit der Farbduplexsonographie.

Für den Nachweis von Fisteln und Abszessen ist in besonderen Fällen die Kernspinresonanztomographie (MRT) ein besonders geeignetes Verfahren; der praktische Einsatz liegt z. Zt. aber vorwiegend im elektiven Bereich. Die virtuelle MR-Koloskopie ist kein Verfahren für den Nativeinsatz in der Akutsituation bei der Divertikulitis.

Eine aktuelle Metaanalyse der Publikationen in Pub Med, der Cochrane Library und EMBASE zur diagnostischen Wertigkeit von Ultraschall, CT, Barium-Kontrasteinlauf und MRT bei akuter Divertikulitis mit Beurteilung nach den Kriterien des Centre for Evidence-Based Medicine, Oxford, kommt zu der Feststellung. *"The best evidence for diagnosis of diverticulitis in the literature is on US"* und *"Only one small study of good quality was found on CT and for MRI-colonoscopy"* (49).

Eine Übersicht der differentialdiagnostischen Stärken der verschiedenen bildgebenden Verfahren bei der Divertikulitis ist in Tab. 4.3 wiedergegeben.

### 4.2.3. Divertikulitis und Karzinom

Der Begriff "Divertikulitiskarzinom" ist heute verlassen, nachdem evident wurde, dass die Divertikulitis nicht als Ursache des Karzinoms zu betrachten ist sondern entweder das Karzinom maskiert und seine Diagnose verzögert hat oder eine Fehldiagnose darstellte. Divertikulose und Kolonkarzinom haben über Alter, Ballaststoffmangel, Bewegungsmangel und Stase im Sigma gemeinsame Ri-

| | Ultraschall | Barium-KE | Koloskopie | SCT |
|---|---|---|---|---|
| Divertikulitis | +++ | ++ | ++ | +++ |
| Akutsituation | ++++ | + | ++ | +++ |
| Differentialdiagnose | +++ | + | +++ | +++ |
| Abszess | +++ | (+) | - | ++++ |
| Fistel | ++ | +++ | (+) | +++ |
| Stenose | +++ | ++++ | +++ | ++++ |
| Karzinom | ++ | ++ | ++++ | +++ |
| Divertikel | ++ | ++++ | +++ | +++ |
| Ureterkompression | +++ | (-) | - | +++ |
| Blutung | - | - | +++ | - |
| Besonderheit | Erfahrung keine Kontraindikation | Perforation obsolet | Erfahrung Perforation | Strahlendosis, KM-Allergie |

***Tab. 4.3:*** Stärken der diagnostischen Bildgebung bei der Divertikelkrankheit.

sikofaktoren, zudem sind beides häufige Erkrankungen, so dass eine echte Koinzidenz wahrscheinlich ist.

Dass Kolonkarzinome innerhalb von 2 Jahren nach der Diagnose Divertikulose/Divertikulitis etwa 2,4 mal häufiger festgestellt werden als es der normalen Inzidenz entspricht, wurde anhand von über 7100 Patienten in einer skandinavischen Untersuchung belegt. Bei längerem Beobachtungsintervall zeigte sich in diesem Patientengut allerdings nach den ersten 2 Jahren nach Diagnose Divertikulose/Divertikulitis für linksseitige Karzinome ebenfalls eine leichte Zunahme des relativen Risikos (RR 1,8) so dass der Entwicklung eines Karzinoms gerade auch beim Patienten mit Divertikulose/Divertikulitis besondere Beachtung geschenkt werden sollte (50, 51). CT (s.o.) und Sonographie können Hinweise geben, Goldstandard der Diagnostik ist hierbei jedoch die Koloskopie (☞ Abb. 4.8).

## 4.3. Komplikationen

Entgegen früheren Mitteilungen werden Frauen und Männer etwa gleich häufig von der akuten Divertikulitis betroffen; Sigma-Blasenfisteln finden sich jedoch bei Männern häufiger (keine Uterus-Interposition). Abszesse sind neben rekurrierenden und chronisch stenosierenden Verläufen die Hauptkomplikation der akuten Divertikulitis, die Anlass zur chirurgischen Therapie gibt. Ihr Nachweis ist aus prognostischen und therapeutischen Gründen von großer Bedeutung und hat daher Eingang in verschiedene Klassifikationen gefunden (u.a. Hinchey et al. (52)).

Seltene septische Komplikationen sind die Ausbildung einer Pylephlebitis mit septischer Portalvenenthrombose und eines hämatogenen pyogenen Leberabszesses.

Eine enteropathogene Arthritis, metastatische Spondylodiscitis oder Pilzinfektionen (z.B. Candida-Endophthalmitis) im Rahmen einer Divertikulitis sind Raritäten.

Ein häufiges Problem für den Verlauf einer Divertikulitis sind hingegen *nichtsteroidale Antirheumatica (NSAR)*. NSAR stressen die Mukosabarriere durch Veränderungen der bakteriellen Kolonisation, der Muzinsekretion und Epithelschädigung. Dem entsprechend ist das Risiko für komplizierte Verläufe einer Divertikulitis, speziell Perforationen, unter NSAR erhöht. (53-55).

*Adipositas* wird oft als Risikofaktor für die Entwicklung einer Divertikulose genannt; dieser Zusammenhang ist jedoch nicht belegt (55). Belegt ist hingegen, dass Übergewicht das Risiko von Divertikel*komplikationen*, i.e. Divertikulitis und Divertikelblutung erhöht (56). Adipositas ist (neben präoperativer Sepsis und kardialen Risikofaktoren der dritte relevante unabhängige Prognosefaktor bei der perforierten Divertikulitis (57) und hat einen messbaren Einfluss auf die Mortalität bei der elektiven laparoskopischen Sigmaresektion (58), Operationsdauer und Analgetikabedarf (59), postoperative Komplikationen und die Hospitalisierungsdauer (60).

## 4.4. Komorbidität

Die meisten als Komorbidität aufgefassten Begleitumstände der Divertikelkrankheit sind streng genommen Risikofaktoren für komplizierte Verläufe (u.a. Immunsuppression, Adipositas, kardiovaskuläre Erkrankungen, Alter, NSAR [s.o.]).

Eine echte Komorbidität scheint allerdings mit der *autosomal dominant vererbten polyzystischen Nierenerkrankung* (ADPKD) zu bestehen, d.h. ADPKD-Patienten erleiden signifikant häufiger Divertikulitiden. Klinisch bedeutsam ist insbesondere die Vermeidung komplizierter Verläufe nach NTX unter Immunsuppression. Ein generelles Screening auf die Divertikulose vor NTX ist dabei nicht gerechtfertigt (61); eine Divertikulitis in der Anamnese rechtfertigt jedoch die prophylaktische Sigmaresektion vor NTX (Übersicht: (53)).

## 4.5. Literatur

1. Welch CE, Allen AW, Donaldson GA. An appraisal of resection of the colon for diverticulitis of the sigmoid. Ann. Surg. 1953: 138: 332-43

2. Painter NS, Burkitt DP. Diverticular disease of the colon: A deficiency disease of western civilization. Br. Med. J. 1971; 2: 450-4

3. Fleischner FG, Ming S-C. Revised concepts of diverticular disease of the colon. II. So-called diverticulitis: diverticular sigmoiditis and perisigmoiditis; diverticular abscess, fistula and frank peritonitis. Radiology 1965; 84: 599-609

4. Machicado G.A., Jensen D.M. Acute and chronic management of lower gastrointestinal bleeding: cost-

effective approaches. Gastroenterologist 1997; 5: 189-201.

5. Lewis M. Bleeding colonic diverticula. J. Clin. Gastroenterol. 2008; 42: 1156-58

6. Yamada A., Sugimoto T., Kondo S., et al. Assessment of the risk factors for colonic diverticular hemorrhage. Dis. Colon Rectum 2008; 51: 116-120

7. Strate L.L., Liu Y.L., Aldoori W.H., Syngal S., Giovannucci E.L. Obesity increases the risks of diverticulitis and diverticular bleeding. Gastroenterology 2009; 136: 115-122

8. Jansen A., Harenberg S., Grenda U., Elsing C. Risk factors for colonic diverticular bleeding: A westernized community based hospital study. World J. Gastroenterol. 2009; 28: 457-461).

9. Jensen D.M., Machicado G.A:, Jutabha R., Kovacs Th. O.G. Urgent colonoscopy for the diagnosis and treatment of severe diverticular hemorrhage. NEJM 2000; 342: 78-82.

10. Farthmann E.H., Rückauer K.D., Häring R.U. Evidence-based surgery: diverticulitis - a surgical disease ? Langenbecks Arch. Surg. 2000; 385: 143-51

11. Roberts P, Abel M., Rosen L et al. (The Standards Task Force, American Society of Colon and Rectal Surgeons). Practice Parameters for Sigmoid Diverticulitis - Supporting Documentation. Dis. Colon Rectum 1995;38: 126-32

12. Ferzoco LB, Raptopoulos V, Silen W. Current Concepts. Acute Diverticulitis. N. Engl. J. Med. 1998; 338: 1521-6

13. Broderick-Villa G., Burchette R.J., Collins J.C., Abbas M.A., Haigh P.I. Hospitalization for acute diverticulitis does not mandate routine elective colectomy. Arch. Surg. 2005; 140: 576-681.

14. Jacobs D.O. Diverticulitis. NEJM 2007; 357: 2057-66

15. West A.B., NDSG. The pathology of diverticulitis. J. Clin. Gastroenterol. 2008; 42: 1137-8

16. Morson B.C: The muscle abnormality in diverticular disease of the sigmoid colon. Br. J. Radiol. 1963; 36: 385

17. Tursi A., Brabimarte G., Elisei W., Giorgetti G.M. Inchingolo C.D. Danese S., Aiello F. Assessment and Grading of Mucosal Inflammation in Colonic Diverticular Disease. J. Clin. Gastroenterol. 2008; 42: 699-703

18. Johnson CD, Baker ME, Rice RP et al.. Diagnosis of acute colonic diverticulitis: comparison of barium enema and CT. Am. J. Roentgenol. 1987; 148: 541-6

19. Lefevre F, Beot S, Chapuis F et al. Computed tomography study of the sigmoid colon: discriminating diagnostic criteria ond interobserver correlations [Französisch]. J Radiol. 1999; 80: 447-56

20. Shepherd N.A. Diverticular disease and chronic idiopathic inflammatory bowel disease: associations and masquerades. Gut 1996; 38: 801-2

21. Schmidt G.T., Lennard-Jones J.E., Morson B.C., Young A.C. Crohn´s disease of the colon and ist distinction from diverticulitis. Gut 1968; 9: 7-16

22. Berman I.R., Corman M.L., Coller J.A., Veidenheimer M.C. Late onset Crohn´s disease in patients with colonic diverticular disease. Dis. Colon Rectum 1979; 22: 524-529

23. Carr N. Schofield P.F. Inflammatory bowel disease in the older patient. Br. J. Surg. 1982; 69: 223-225

24. McCue J., Coppen M.J., Rasbridge S.A., Lock M.R. Coexistent Crohn´s disease and sigmoid diverticulosis. Postgrad. Med. 1989; 65: 636-639

25. Burroughs S.H., Bowrey D.J., Morris-Stiff G.J., Williams G.T. Granulomatous inflammation in sigmoid diverticulitis: two diseases or one ? Histopathology 1998; 33: 349-353

26. Goldstein N.S., Leon-Armin C., Mani A. Crohn´s colitis-like changes in sigmoid diverticulitis specimens are usually an idiosyncratic inflammatory response to the diverticulosis rather than Crohn´s colitis. Am. J. Surg. Pathol., 2000; 24: 668-675

27. Gledhill A., Dixon M.F. Crohn´s-like reaction in diverticular disease. Gut 1998; 42: 392-395

28. Harpaz N., Sachar D.B. Segmental colitis associated with diverticular disease and other IBD look-alikes. J. Clin. Gastroenterol. 2006; 40: S132-S135

29. Peppercorn M.A. Drug-responsive chronic segmental colitis associated with diverticula: a clinical syndrome in the elderly. Am. J. Gastroenterol. 1992; 87: 609-12

30. Gore S., Shepherd N.A., Wilkinson S.P. Endoscopic crescentic fold disease of the sigmoid colon: the clinical and histopathological spectrum of a distinctive endoscopic appearance. Int. J. Colorect. Dis. 1992; 7: 76-81

31. Makapugay L.M., Dean P.J. Diverticular disease-associated chronic colitis. Am. J. Surg. Pathol. 1996; 20: 94-102

32. Imperiali G., Meucci G., Alvisi C. et al. Segmental colitis associated with diverticula: a prospective study. Am. J. Gastroenterol. 2000; 95: 1014-1018

33. Ludeman L., Shepherd N.A. What is diverticular colitis ? Pathology 2002; 34: 568-572

34. Hadithi M., Cazemier M., Meijer G.A., Bloemena E., Felt-Bersma R.J., Mulder C.J., Meuwissen S. G.M., Pena A. S. van Bodegraven A.A. Retrospective analysis of old-age colitis in the Dutch inflammatory bowel disease population. World J. Gastroenterol. 2008; 14: 3183-3187

35. Flaherty M.J., Lie J.T., Haggitt R.C., Mesenteric inflammatory veno-occlusive disease. A seldom recogni-

zed cause of intestinal ischemia. Am. J. Surg. Pathol. 1994; 18: 779-84

36. Ambrosetti P, Robert JH, Witzig JA et al. Acute left colonic diverticulitis: a prospective analysis of 226 consecutive cases. Surgery 1994; 115: 546-50

37. Acosta J.A., Grebenc M.L., Doberneck R.C., McCarthy J.D., Fry D.E. Colonic diverticular disease in patients 40 years old or younger. Am. Surg. 1992; 58: 605-7

38. Schauer PR, Ramos R, Ghiatas AA et al.. Virulent diverticulitis disease in young obese men. Am. J. Surg. 1992; 164: 443-8

39. Tyau ES, Prystowsky JB, Joehl RJ et al. Acute diverticulitis: a complicated problem in the immunocompromised patient.. Arch. Surg. 1991; 126: 855-8

40. Lederman ED, McCoy G, Conti DJ, Lee EC. Diverticulitis and polycystic kidney disease. Am. Surg. 2000; 66: 200-3

41. Rafferty J, Shellito P., Hyman N.H., Buie W.D., SCASCRS, Practice parameters for sigmoid diverticulitis, Dis. Colon Rectum, 2006; 49: 939-944

42. Chappuis C.W:, Cohn I. jr. Acute colonic diverticulitis. Surg. Clin. North Am. 1988; 68: 301-313

43. Lahat A., Yanai H., Menachem Y., Avidan B., Bar-Meir S. The feasibility and risk of early colonoscopy in acute diverticulitis: a prospective controlled study. Endoscopy 2007; 39: 521-524

44. Lahat A., Yanai H., Sakhnini E., Menachem Y., Bar-Meir S. Role of colonoscopy in patients with persistent acute diverticulitis. World J. Gastroenterol. 2008; 14: 2763-66

45. Schechter S, Mulvey J, Eisenstat TE. Management of uncomplicated acute diverticulitis. Dis. Colon Rectum 1999; 42: 470-476

46. Ambrosetti P., Jenny A., Becker C., Terrier T.F., Morel P. Acute left colonic diverticulitis – compared performance of computed tomography and water-soluble contrast enema: prospective evaluation in 420 patients. Dis Colon Rectum 2000; 43: 1363-7

47. Schwerk WB, Schwarz S, Rothmund M. Sonography in acute colonic diverticulitis: a prospective study. Dis. Colon Rectum 1992; 35: 1077-84

48. Zielke A, Hasse C, Nies C et al. Prospective evaluation of ultrasonography in acute colonic diverticulitis. Br. J. Surg. 1997; 84: 385-8

49. Liljegren A., Chabok A., Wickbom M., Smedh K., Nilsson K. Acute colonic diverticulitis: a systematic review of diagnostic accuracy. Colorectal Disease 2007; 9: 480-488

50. Stefansson T, Ekbohm A, Sparèn, Pahlman L. Increased risk of left sided colon cancer in patients with diverticular disease. Gut 1993; 34: 499-502

51. Stefansson T., Ekbohm A., Sparén P., Pahlman L. Cancers among patients diagnosed as having diverticular disease of the colon. Eur. J. Surg. 1995; 161: 755-60

52. Hinchey EJ, Schaal PGH, Richards GK. Treatment of perforated diverticular disease of the colon. Adv. Surg. 1978; 12: 85-109.

53. Lembcke B. Determinants of treatment: extraintestinal comobidity. In: Kruis W., Forbes A., Jauch K.-W., Kreis M.E:. Wexner S.D. Diverticular Disease.: Emerging evidence in a common condition. Falk Symposium 148. Springer, Dordrecht, 2006, p.120-131

54. Morris CR, Harvey IM, Stebbings WSL, Speakman CTM, Kennedy HJ, Hart AR. Epidemiology of perforated colonic diverticular disease. Postgrad. Med. J. 2002; 78: 654-659

55. Aldoori W.H. Primary and secondary prevention of diverticular disease. In: Kruis W., Forbes A., Jauch K.-W., Kreis M.E:. Wexner S.D. Diverticular Disease.: Emerging evidence in a common condition. Falk Symposium 148. Springer, Dordrecht, 2006, p.191-218

56. Strate L.L., Liu Y.L., Aldoori W.H., Syngal S., Giovannucci E.L. Obesity increases the risks of diverticulitis and diverticular bleeding. Gastroenterology 2009; 136: 115-122

57. Hansen O., Graupe F., Stock W. Prognosefaktoren der perforierten Dickdarmdivertikulitis. Chirurg 1998; 69: 443-449

58. Pessaux R., Muscari F., Ouellet J.F. et al., French Association for Surgical Reasearch. Risk factors for mortality and morbidity after elective sigmoid resection for diverticulitis: prospective multicenter multivariate analysis of 582 patients. World J. Surg. 2004; 28: 92-96

59. Tuech J.J., Regenet N., Hennekinne S., Pessaux P., Duplessis R., Arnaud J.P., Impact of obesity on postoperative results of elective laparoscopic colectomy in sigmoid diverticulitis: a prospective study (in French). Ann. Chir. 2001; 126: 996-1000

60. Pikarsky A.J., Saida Y., Yamaguchi T. et al. Is obesity a high-risk factor for laparoscopic colorectal surgery ? Surg. Endosc. 2002; 16: 855-658

61. McCune T.R., Nylander W.A., van Buren D.H. et al.. Colonic screening prior to renal transplantation and its impact on post-transplant colonic complications. Clin. Transplant. 1992; 6: 91-96

# Konservative Therapie

# 5. Konservative Therapie

Die Divertikulose und die Divertikelkrankheit ohne Komplikationen sind die Domäne konservativer Therapiemaßnahmen, sei es zur Primärprophylaxe der Entstehung einer Divertikelkrankheit aus der bis dahin asymptomatischen Divertikulose, zur Therapie einer Divertikelkrankheit (in der Regel der akuten Divertikulitis) oder der Sekundärprophylaxe weiterer Exazerbationen bei der rekurrierenden Divertikulitis. Die Spanne der Behandlungskonzepte reicht dabei von der Ernährungsberatung und der Erläuterung probaten Verhaltens bis zur Gabe von Medikamenten wie Aminosalicylaten, Antibiotika, Probiotika oder Quellmitteln.

## 5.1. Prävention von Komplikationen - Verhaltensmaßnahmen

Das Risiko der Entwicklung einer komplizierten Divertikelkrankheit lässt sich durch einfache Maßnahmen reduzieren. Mittlerweile liegen sehr eindrucksvolle epidemiologische Daten vor, die dies belegen. In einer aktuellen prospektiven Studie unter Einschluss von 47.228 Probanden konnte eine negative Assoziation zwischen körperlicher Bewegung (Sport, Treppen steigen etc.) und dem Auftreten einer Divertikelblutung oder einer Divertikulitis gezeigt werden. Probanden, die zu den körperlich aktivsten 20 % der Kohorte gehörten, hatten im Vergleich zu den 20 % der am wenigsten aktiven ein relatives Risiko von 0,75 innerhalb von 18 Jahren eine Divertikulitis zu entwickeln und von 0,54 eine Divertikelblutung zu erleiden (1). In derselben Kohorte wurde die positive Assoziation der Adipositas mit Komplikationen der Divertikulose erkannt. Ein BMI von mindestens 30 war mit einem relativen Risiko von 1,78 einer Divertikulitis und von 3,19 einer Divertikelblutung assoziiert verglichen mit Probanden mit einem BMI von höchstens 21 (2).

Entscheidend zur Vermeidung von Komplikationen ist insbesondere die Ernährungsberatung der Betroffenen. Ihnen sollte ballaststoffreiche Kost empfohlen werden mit reichlich Gemüse und Obst (3). Ziel ist ein voluminöser Stuhl mit rascher Passage und damit einer Senkung des intrakolischen Drucks und auch der Wandspannung im von Divertikeln betroffenen Segment. Dies erreichen Ballaststoffe durch unterschiedliche Effekte. Einerseits efolgt eine direkte Bindung von Wasser, andererseits behindern Ballaststoffe die Reabsorption von Gallensäuren, wodurch eine osmotische Wirkung erzielt wird. Zusätzlich verfügen Ballaststoffe evtl. über einen probiotischen Effekt. In der Summe führt dies zu einer gewissen Beschleunigung des Stuhls (4). Sollten die Maßnahmen nicht ausreichen, um einen weichen Stuhl zu erreichen, sind additiv Quellmittel wie Plantago zu empfehlen. Zu vermeiden ist hingegen eine fettreiche Ernährung mit hohem Anteil roten Fleisches (5). Das niedrige Stuhlgewicht moderner westlicher Ernährungsgewohnheiten wird in direktem Zusammenhang gesehen mit der höheren Inzidenz der Divertikulose und der Divertikelkrankheit im Vergleich zum hohen Stuhlgewicht beispielsweise in Afrika, wo Kolondivertikel selten auftreten.

Zu vermeiden ist die regelmäßige Einnahme nichtsteroidaler Antiphlogistika (6). Der negative Einfluss des Rauchens ist umstritten.

## 5.2. Nahrungskarenz

Es hat sich in der klinischen Praxis durchgesetzt bei Komplikationen der Divertikulose, wie beispielsweise der schweren Divertikulitis, eine orale Nahrungskarenz zu empfehlen und im Falle einer länger geplanten Nahrungskarenz eine parenterale Ernährung durchzuführen. Ob diese Praxis allerdings einen positiven Einfluss auf den Verlauf der Erkrankung hat, ist keinesfalls belegt. Sicher sollte eine solche Empfehlung nicht für die unkompliziert verlaufende Divertikulitis gelten, in der eine orale Nahrungsaufnahme erlaubt ist. Ebenfalls ist nicht in Studien belegt, ob die allgemeine Empfehlung in dieser Situation zunächst ballaststoffarme Kost oder Trinknahrung zu sich zu nehmen, berechtigt ist.

## 5.3. Antibiotika

Die komplizierte Divertikulitis bedarf zwingend einer adäquaten Antibiotikatherapie, um mögliche lebensbedrohliche Komplikationen abzuwenden. Auch wenn weder placebokontrollierte Studien vorliegen, die den Effekt einer antibiotischen Therapie beweisen, noch vergleichende Studien verschiedener Antibiotika untereinander, kann der Nutzen einer solchen Therapie bei der schweren Divertikulitis nicht bezweifelt werden. Um eine Translokation von Erregern wirkungsvoll zu behandeln, sollte die Antibiotikatherapie sowohl gramnegative Keime als auch Anaerobier potent abdecken. Die zu hospitalisierenden Patienten werden hierbei parenteral behandelt. Geeignet sind Breitspektrumpenicilline wie Piperacillin/Tazobactam, Ampicillin/Sulbactam und Mezlocillin oder Cephalosporine der II. und III. Generation. Dringend zu empfehlen ist die Kombination mit Metronidazol um eine ausreichende Wirksamkeit gegen Anaerobier zu erreichen.

Auch für die weniger schwere Divertikulitis werden Antibiotika verordnet. Insbesondere Ciprofloxacin ist aufgrund seiner exzellenten Bioverfügbarkeit beliebt und kann gut mit Metronidazol kombiniert werden (5, 7). Die Kombination dieser oral verfügbaren Antibiotika erlaubt für einige milde Verläufe eine ambulante Führung der Patienten (8). Allerdings ist zu beachten, dass der zu häufige und ungezielte Einsatz der Gyrasehemmer mittlerweile zu einer besorgniserregenden Resistenzentwicklung insbesondere von Escherichia coli geführt hat.

In Fällen unkomplizierter symptomatischer Divertikulitis kann Rifaximin eingesetzt werden (9). Rifaximin ist ein Derivat des Rifamycins, welches intestinal nicht resorbiert wird, also ausschließlich intraluminal wirkt. Es ist gegen Gram-positive Keime wirksamer als gegen Gram-negative Erreger.

In einer bereits 1992 erschienenen Arbeit wurden 217 Patienten entweder mit Glucomannan oder mit Glucomannan und Rifaximin ein Jahr über eine Woche/Monat therapiert. Die Kombinationsgruppe schnitt dabei signifikant besser ab (10). Dieses Ergebnis konnte in zwei weiteren Studien mit sogar 968 Patienten (11) und 168 Patienten (12) bestätigt werden, ohne das relevante Nebenwirkungen beschrieben wurden.

Für die milde Divertikulitis sollte der ungezielte Einsatz von Antibiotika durchaus kritisch in Frage gestellt werden, gerade aufgrund der Zunahme von Resistenzen und aufgrund des zunehmenden Vorkommens der pseudomembranösen Kolitis mit z.T. fatalen Verläufen. Zu diesem Ergebnis kommt auch eine Studie unter Einschluss von 316 Patienten mit milder Divertikulitis (13). Unter stationären Bedingungen wurden 193 Patienten primär konservativ behandelt ohne Einsatz von Antibiotika. Diese Gruppe hatte nicht mehr Komplikationen als 118 Patienten, die eine Antibiotikatherapie erhielten. Entscheidet man sich gegen eine Antibiotikatherapie ist allerdings eine ausreichend engmaschige klinische und laborchemische Überwachung der Patienten erforderlich. Diese schließt auch regelmäßige Schnittbilduntersuchungen, wie vor allem dem qualitativ hochwertig durchgeführten Ultraschall, ein, um Komplikationen wie die Abszessbildung rechtzeitig zu erkennen und zu behandeln.

Nicht selten findet sich als Zufallsbefund einer Koloskopie, beispielsweise im Rahmen einer Vorsorgekoloskopie, eine sehr milde asymptomatische Divertikulitis (fleckförmige Rötung, geringe Schwellung). Beim asymptomatischen Patienten ohne entzündliche Laborkonstellation ist hier keine Antibiotikatherapie indiziert.

## 5.4. Aminosalicylate

Eine entscheidende Rolle in der Pathogenese der Divertikulitis spielt die entzündete Mukosa. Hier gibt es einige Parallelen zu chronisch entzündlichen Darmerkrankungen. Daher liegt es nahe, die Wirksamkeit erfolgreicher anti-inflammatorischer Prinzipien aus der Therapie chronisch entzündlicher Darmerkrankungen auch für die Divertikulitis zu prüfen. In erster Linie ist hierbei an Aminosalicylate zu denken (14), die ein sehr günstiges Verhältnis von Verträglichkeit und Wirkung insbesondere bei der Colitis ulcerosa haben.

Der Erfolg der Aminosalicylate beruht auf ihrer Pluripotenz mit Suppression verschiedener proinflammatorischer Signalketten. Diese schließen eine Hemmung von Zytokinen und second messengern (wie IL-1, TNF-alpha, NF-κB), von Leukotrienen und Prostaglandinen, von freien Radikalen sowie von B- und T-Lymphozyten ein. Aminosalicylate sind in aller Regel sehr gut verträglich. Der therapeutische Effekt wird – auch in der Langzeitanwendung – nur selten mit Nebenwirkungen erkauft. Zu nennen sind vor allem gastrointestinale Unverträglichkeiten, Blutbildveränderungen, Leberwerterhöhungen, interstitielle Nephritiden oder eine Pankreatitis.

Die Wirkung der Aminosalicylate ist allerdings auf den Ort der direkten Freisetzung beschränkt. Nach oraler Aufnahme muss der Wirkstoff zunächst vor der Resorption im oberen Gastrointestinaltrakt geschützt, dann aber am Ort der entzündeten Mukosa freigesetzt werden. Alternativ stehen Klysmen oder Schäume zur peranalen Applikation zur Verfügung. Bei der Anwendung von Aminosalicylaten bei der Divertikulitis ist allerdings zu beachten, dass es sich um einen "off-label use" handelt.

Mittlerweile stehen einige erste Studienergebnisse zur Verfügung, die die Effektivität der Aminosalicylate für die Divertikelkrankheit belegen. Die Studien untersuchen die Primärtherapie der unkomplizierten Divertikulitis oder die Wirksamkeit von Aminosalicylaten für die Prophylaxe eines Rezidivs bei rekurrierender Divertikulitis.

Beispielhaft herausgenommen seien hier einzelne Studien:

#### ▶ Studien zur Primärtherapie der unkomplizierten Divertikulitis mit Aminosalicylaten

- Di Mario und Mitautoren (15) schließen 170 Patienten mit unkomplizierter Divertikulitis in ein vierarmiges Protokoll ein, welches 2x400 mg Mesalazin oder 2x800 mg Mesalazin über 10Tage mit Rifaximin 2x200 mg oder 2x400 mg verglich. Analysiert wurden Symptomscores nach 3 Monaten. Mit Mesalazin wurde hierbei eine stärkere Verbesserung des globalen Symptomscores erzielt als mit Rifaximin.
- 90 Patienten mit unkomplizierter Divertikulitis erhielten zunächst Rifaximin plus Mesalazin für 10 Tage, gefolgt von 8 Wochen Mesalazin. 2 Patienten zeigten ein Rezidiv unter der Behandlung, die übrigen hatten keine oder nur noch minimale Symptome. 4 Patienten wurden ausgeschlossen wegen Pruritus oder Durchfällen (16).
- 166 Patienten erhielten zunächst eine antibiotische Therapie mit Sulbactam-Ampicillin und Rifaximin über eine Woche. Der Arm, der anschließend Mesalazin über 8 Wochen erhielt, hatte in der Nachbeobachtung über 2 Jahre signifikant weniger Symptome als die Gruppe ohne Mesalazin Nachbehandlung (17).
- In einer bislang nur als Abstract veröffentlichten Placebo-kontrollierten Studie wurden 120 Patienten mit unkomplizierter Divertikulitis eingeschlossen. Die Therapie mit 3x1 g Mesalazin über 28 Tage war im Vergleich zum Placebo in der per-protokoll Analyse signifikant überlegen, die Signifikanz wurde allerdings in der intention to treat Analyse nicht erreicht (18).

#### ▶ Studien zur Rezidivprophylaxe bei rekurrierender Divertikulitis mit Aminosalicylaten

- 218 Patienten mit rekurrierender Divertikulitis wurden über ein Jahr beobachtet einschließlich der Durchführung von 3 Koloskopien nach 3, 6 und 12 Monaten (19). Alle Patienten erhielten Rifaximin über 1 Woche/Monat, die Hälfte von ihnen zusätzlich kombiniert Mesalazin im selben Zeitraum. Am Ende der Beobachtung waren die Symptome in der Kombinationsgruppe signifikant geringer, außerdem waren im Kombinationsarm nur 3 Divertikulitisrezidive aufgetreten versus 13 unter Monotherapie.
- 268 Patienten mit rezidivierender Divertikulitis wurden in 4 Arme mit verschiedenen Dosierungen von Rifaximin oder Mesalazin randomisiert, welches jeweils 10 Tage/Monat über 1 Jahr gegeben wurde. Am günstigsten schnitt hierbei das Mesalazin in der Gruppe mit 1,6 g/Tag ab (20).
- Eine andere Arbeit untersucht Mesalazin in der medikamentösen Sekundärprophylaxe bei rekurrierender Divertikulitis bei 40 Patienten über 2 Jahre (21).Verglichen wurde der tägliche Einsatz von Mesalazin versus zyklischem Einsatz 10 Tage/Monat, wobei die tägliche Applikation der zyklischen signifikant überlegen war. Insgesamt waren 68 % nach 2 Jahren symptomfrei, wobei die tägliche Gabe überlegen zu sein scheint.

Mittlerweile liegt auch ein erstes systematisches Review vor, das 6 randomisierte Studien mit insgesamt 818 Patienten einschließt, 3 Studien zur Primärtherapie und 3 Studien zur Rezidivprophylaxe. Die Autoren kommen zu dem Schluss, dass die Therapie mit Aminosalicylaten bei der Divertikulitis wirksam ist, dass allerdings weitere randomisierte Studien zur Bestätigung dieser ersten Beobachtungen unabdingbar sind (22).

## 5.5. Probiotika

Die Therapie mit E. coli Nissle hat sich in der Remissionserhaltung der Colitis ulcerosa bewährt. Zur Frage ob Probiotika auch entzündungsfreie Remissionen der rezidivierenden Divertikulitis fördern, gibt es bislang nur sehr kleine Studien. Diese ersten präliminären Daten machen Hoffnung auf ein äußerst nebenwirkungsarmes Therapieprinzip, reichen aber keineswegs zur sicheren Einschätzung der Wirksamkeit aus.

- Eine prospektive Studie unter Einschluss von nur 15 Patienten zeigte eine längere Schubfreiheit unter E. coli Nissle (14 Monate) als ohne das Probiotikum (2,4 Monate) (23).
- Eine vierarmige Studie untersuchte Lactobacillus casei in Kombination mit Mesalazin. Die Kombination war wirksam, ohne dass aber Unterschiede durch die Hinzunahme des Probiotikums herausgearbeitet werden konnten (24).
- 90 Patienten wurden entweder mit Mesalazin + Lactobacillus casei, Mesalazin allein oder Lactobacillus casei allein behandelt. Die Kombinationsgruppe zeigte einen Vorteil gegenüber den beiden Armen mit Monotherapien (25).

## 5.6. Analgetika

Die Anwendung von NSAR war in vier Beobachtungen (26-29) mit Perforationen assoziiert, so dass ihr Einsatz bei der Divertikulitis unterbleiben sollte. In einer weiteren Studie (30) war neben der Anwendung von NSAR auch die Gabe von Opiaten und Kortikoiden mit einer gehäuften Perforationsrate assoziiert. Es sei dahingestellt, ob eine Patientengruppe mit opiatpflichtigen Schmerzen nicht per se eine Selektion hin zu erhöhtem Komplikationsrisiko beinhaltet. Spasmolytika sind hingegen erlaubt.

## 5.7. Konservative Therapieempfehlungen

### 5.7.1. Therapie der unkomplizierten akuten Divertikulitis

Die akute unkomplizierte Divertikulitis ist eine Domäne der konservativen Therapie (31). Hierbei ist eine konservative Führung der Patienten statthaft, wenn der Patient keine wesentlichen Komorbiditäten hat und ein regelmäßiger Kontakt des mit dem Krankheitsbild ausreichend erfahrenen Arzt möglich ist.

Aminosalicylate können bei diesen Patienten mit Erfolg eingesetzt werden (allerdings "off label"). Diese Therapie sollte es in vielen leichteren Fällen möglich machen, auf Antibiotika zu verzichten. Bei Schmerzen ist die Gabe von Spasmolytika und Paracetamol möglich. Es wird empfohlen, eine ballstoffarme Diät einzuhalten und reichlich Flüssigkeit aufzunehmen, auch wenn es keinerlei Daten über die Wirksamkeit gibt.

Der Übergang zur schwereren unkomplizierten Divertikulitis ist fließend. Zur Einschätzung sollte die Komorbidität, die klinische Untersuchung, die Laborchemie, die Schnittbildgebung (Ultraschall oder CT) und ggf. die endoskopische Diagnostik herangezogen werden. Hier sollten dann Antibiotika eingesetzt werden. Bei schweren Verläufen muss der Patient zur besseren Überwachung und Therapie stationär aufgenommen werden. Hier ist eine Nulldiät mit parenteraler Ernährung und einer breiten intravenösen antibiotischen Therapie (wie oben beschrieben) nötig.

### 5.7.2. Therapie der komplizierten akuten Divertikelkrankheit

#### Abszess

Jeder Patient, bei dem klinisch der Verdacht auf eine Divertikulitis gestellt wird, sollte eine adäquate Schnittbilddiagnostik (Ultraschall oder CT) erfahren. Kommt hierbei ein Abszess zur Darstellung, hängt das weitere Procedere von der Lage und der Größe ab. Kleinere perikolische Abszesse (<4 cm) können konservativ mittels adäquater Antibiotikatherapie beherrscht werden (32), um sie später unter elektiven Bedingungen einer Operation zuzuführen. Ist der Abszess größer als 4 cm oder spricht er nicht ausreichend auf eine konservative Therapie an, sollte eine interventionelle Therapie ohne Zeitverzögerung angestrebt werden. Zunächst sollte der Abszess mit einer großvolumigen Drainage versorgt werden. Gelingt die Drainage, kann meist eine zweizeitige Operation und die Anlage eines vorübergehenden Anus präter vermieden werden. Außerdem sinkt das Operationsrisiko durch die Vermeidung einer septischen Notfallbedingung, so dass eine einzeitige Operation mit Resektion des entzündungstragenden Darmsegments und Sanierung der Reste des Abszesses möglich wird (5, 33, 34).

#### Perforation

Eine einsetzende Peritonitis lässt rasch an eine freie Perforation denken. Die kotige Peritonitis hat hierbei die schlechtere Prognose als eine eitrige Peritonitis. Unter entsprechend breiter antibiotischer Abdeckung muss notfallmäßig operiert werden. Im Falle einer gedeckten Perforation ist ebenfalls eine operative Lösung notwendig. Beim häufig vorliegenden Abszess wird, je nach Größe und Lage, zuvor eine Drainage gelegt (s.o.).

### Fisteln

Eine konservative Therapie ist bei der fistelnden Divertikelkrankheit nicht erfolgsversprechend, hier sollte operiert werden.

### Stenosen

Führt eine rezidivierende Divertikulitis zur Dickdarmstenose, ist eine operative Therapie der endoskopischen Dilatation vorzuziehen.

## 5.7.3. Therapie der rekurrierenden Divertikulitis

Divertikulitiden neigen zu Rezidiven, häufig bleibt es nicht beim einmaligen Schub, sondern es muss mit wiederholten entzündlichen Komplikationen gerechnet werden. In diesen Fällen muss entschieden werden, ob ein konservatives Management weiterhin gerechtfertigt ist, oder ob eine operative Therapie die günstigere Alternative für den Patienten darstellt. Hier gilt nicht mehr alleine das Prinzip der OP-Indikation nach dem zweiten Schub, da die Häufung von Schüben nicht zwingend mit schweren Komplikationen einhergeht (35-37), vielmehr gilt das Ausmaß struktureller perikolischer Veränderungen als wichtigstes Kriterium zur Indikationsstellung einer Operation (31, 38).

Das gehäufte Vorkommen der Divertikelkrankheit im höheren Alter mit entsprechend häufiger Komorbidität lässt die zweite Alternative allerdings in einigen Fällen nicht vertretbar erscheinen, hier haben konservative Maßnahmen zur Rezidivprophylaxe Bedeutung.

An erster Stelle stehen Beratungen zur Ernährung und zum Verhalten der Betroffenen, wie oben beschrieben. Zur medikamentösen Therapie der rekurrierenden Divertikulitis stehen effiziente Alternativen zur Verfügung. Zu nennen ist die zyklische (1 Woche/Monat) Gabe von Antibiotika, die die Wahrscheinlichkeit weiterer Schübe einer Divertikulitis mindern kann (4). Alternativ können Aminosalicylate mit in ersten Studien mindestens ebenbürtigen Ergebnissen zur Sekundärprophylaxe wiederholter Divertikulitiden gegeben werden (19, 21). Weitere Studien zu dieser Thematik laufen bereits. Der Effekt von Probiotika ist nicht ausreichend gesichert, erste sehr kleine Studien sind jedoch hoffnungsvoll (23).

### Zusammenfassung

Die milde unkomplizierte Divertikulitis kann ambulant mit einem Aminosalicylat als Monotherapeutikum therapiert werden (☞ Abb. 5.1). Im Falle einer moderaten Divertikulitis kann alternativ oder additiv mit Antibiotika behandelt werden. Bei einer schweren Divertikulitis ist eine stationäre Therapie notwendig, in der Nulldiät, parenterale Ernährung und i.v. Breitbandantibiotika eingesetzt werden. Bei einer komplizierten Divertikulitis sollte die breite antibiotische Abdeckung von interdisziplinären interventionellen Therapiekonzepten begleitet werden, größere Abszesse werden perkutan drainiert um anschließend einzeitig operiert werden zu können. Zur Vermeidung wiederholter Schübe einer rekurrierenden Divertikulitis gibt es Ernährungs- und Verhaltensempfehlungen sowie die Möglichkeit zyklischer antibiotischer Therapien oder der Gabe von Aminosalicylaten.

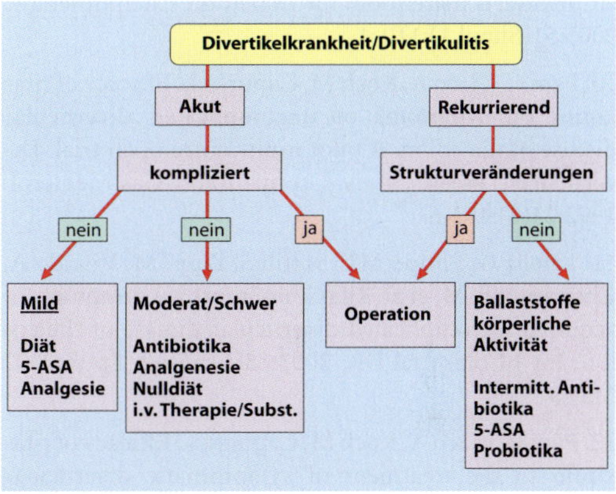


***Abb. 5.1:*** Divertikelkrankheit – Therapie.

## 5.8. Literatur

1. Strate LL, Liu YL, Aldoori WH, Giovannucci EL. Physical activity decreases diverticular complications. Am J Gastroenterol. 2009;104(5):1221-30.

2. Strate LL, Liu YL, Aldoori WH, Syngal S, Giovannucci EL. Obesity increases the risks of diverticulitis and diverticular bleeding. Gastroenterology. 2009;136(1):115-122.e1.

3. Aldoori WH, Giovannucci EL, Rockett HR, Sampson L, Rimm EB, Willett WC. A prospective study of dietary fiber types and symptomatic diverticular disease in men. J Nutr. 1998;128(4):714-9.

4. Latella G. Antibiotics in the treatment of diverticular disease. In: Kruis WF, A. Jauch, KW. Kreis, ME. Wexner,

SD, editor. Diverticular disease: emerging evidence in a common condition. Dortrecht, Netherland: Springer; 2006. p. 161-174.

5. Jacobs DO. Clinical practice. Diverticulitis. N Engl J Med. 2007;357(20):2057-66.

6. Aldoori W. Primary and secondary prevention of diverticular disease. In: Kruis WF, A. Jauch, KW. Kreis, ME. Wexner, SD, editor. Diverticular disease: emerging evidence in a common condition. Dortrecht, Netherland: Springer; 2006. p. 191-218.

7. Ridgway P, Latif A, Shabbir J, Ofriokuma F, Hurley MJ, Evoy D, et al. Randomised Controlled Trial of Oral versus Intravenous Therapy for Clinically Diagnosed Acute Uncomplicated Diverticulitis. Colorectal Dis 2008;7:7.

8. Martin Gil J, Serralta De Colsa D, Garcia Marin A, Vaquero Rodriguez A, Rey Valcarcel C, Perez Diaz MD, et al. [Safety and efficiency of ambulatory treatment of acute diverticulitis]. Gastroenterol Hepatol. 2009;32(2):83-7. Epub 2009 Feb 5.

9. Papi C, Koch M, Capurso L. Management of diverticular disease: is there room for rifaximin? Chemotherapy. 2005;51(Suppl 1):110-4.

10. Papi C, Ciaco A, Koch M, Capurso L. Efficacy of rifaximin on symptoms of uncomplicated diverticular disease of the colon. A pilot multicentre open trial. Diverticular Disease Study Group. Ital J Gastroenterol. 1992;24(8):452-6.

11. Latella G, Pimpo MT, Sottili S, Zippi M, Viscido A, Chiaramonte M, et al. Rifaximin improves symptoms of acquired uncomplicated diverticular disease of the colon. Int J Colorectal Dis. 2003;18(1):55-62. Epub 2002 May 9.

12. Papi C, Ciaco A, Koch M, Capurso L. Efficacy of rifaximin in the treatment of symptomatic diverticular disease of the colon. A multicentre double-blind placebo-controlled trial. Aliment Pharmacol Ther. 1995; 9(1):33-9.

13. Hjern F, Josephson T, Altman D, Holmstrom B, Mellgren A, Pollack J, et al. Conservative treatment of acute colonic diverticulitis: are antibiotics always mandatory? Scand J Gastroenterol. 2007;42(1):41-7.

14. Dejaco C, Haas T, Kirchgatterer A, Miehsler W, Wenzl H, Knoflach P, et al. [Aminosalicylates and steroids in the treatment ot chronic inflammatory bowel diseases - consensus paper of the Working Group for Chronic Inflammatory Bowel Diseases of the OGGH]. Z Gastroenterol. 2006;44(6):525-38; discussion 539.

15. Di Mario F, Aragona G, Leandro G, Comparato G, Fanigliulo L, Cavallaro LG, et al. Efficacy of mesalazine in the treatment of symptomatic diverticular disease. Dig Dis Sci. 2005;50(3):581-6.

16. Brandimarte G, Tursi A. Rifaximin plus mesalazine followed by mesalazine alone is highly effective in obtaining remission of symptomatic uncomplicated diverticular disease. Med Sci Monit. 2004;10(5):170-3. Epub 2004 Apr 28.

17. Trespi E, Panizza P, Colla C, Bottani G, De Vecchi P, Matti C. [Efficacy of low dose mesalazine (5-ASA) in the treatment of acute inflammation and prevention of complications in patients with symptomatic diverticular disease. Preliminary results]. Minerva Gastroenterol Dietol. 1997;43(3):157-62.

18. Kruis WM, E. Schumacher, M. Mickisch, O.Schneider, W. Greinwald, R. Mueller, R. Treatment of painful diverticular disease of the colon with mesalamine. A placebo-controlled study. Gastroenterology 2007;132 (Suppl 2):A191.

19. Tursi A, Brandimarte G, Daffina R. Long-term treatment with mesalazine and rifaximin versus rifaximin alone for patients with recurrent attacks of acute diverticulitis of colon. Dig Liver Dis. 2002;34(7):510-5.

20. Comparato G, Fanigliulo L, Cavallaro LG, Aragona G, Cavestro GM, Iori V, et al. Prevention of complications and symptomatic recurrences in diverticular disease with mesalazine: a 12-month follow-up. Dig Dis Sci. 2007;52(11):2934-41. Epub 2007 Apr 5.

21. Tursi A, Brandimarte G, Giorgetti GM, Elisei W. Continuous versus cyclic mesalazine therapy for patients affected by recurrent symptomatic uncomplicated diverticular disease of the colon. Dig Dis Sci. 2007;52(3):671-4.

22. Gatta L, Vakil N, Vaira D, Pilotto A, Curlo M, Comparato G, et al. Efficacy of 5-ASA in the Treatment of Colonic Diverticular Disease. J Clin Gastroenterol 2009;6:6.

23. Fric P, Zavoral M. The effect of non-pathogenic Escherichia coli in symptomatic uncomplicated diverticular disease of the colon. Eur J Gastroenterol Hepatol. 2003;15(3):313-5.

24. Tursi A, Brandimarte G, Giorgetti GM, Elisei W. Mesalazine and/or Lactobacillus casei in maintaining long-term remission of symptomatic uncomplicated diverticular disease of the colon. Hepatogastroenterology. 2008;55(84):916-20.

25. Tursi A, Brandimarte G, Giorgetti GM, Elisei W. Mesalazine and/or Lactobacillus casei in preventing recurrence of symptomatic uncomplicated diverticular disease of the colon: a prospective, randomized, open-label study. J Clin Gastroenterol. 2006;40(4):312-6.

26. Wilson RG, Smith AN, Macintyre IM. Non-steroidal anti-inflammatory drugs and complicated diverticular disease: a case-control study. Br J Surg. 1991;78(9):1148.

27. Goh H, Bourne R. Non-steroidal anti-inflammatory drugs and perforated diverticular disease: a case-control study. Ann R Coll Surg Engl. 2002;84(2):93-6.

28. Morris CR, Harvey IM, Stebbings WS, Hart AR. Incidence of perforated diverticulitis and risk factors for death in a UK population. Br J Surg. 2008;95(7):876-81.

29. Campbell K, Steele RJ. Non-steroidal anti-inflammatory drugs and complicated diverticular disease: a case-control study. Br J Surg. 1991;78(2):190-1.

30. Morris CR, Harvey IM, Stebbings WS, Speakman CT, Kennedy HJ, Hart AR. Anti-inflammatory drugs, analgesics and the risk of perforated colonic diverticular disease. Br J Surg. 2003;90(10):1267-72.

31. Rafferty J, Shellito P, Hyman NH, Buie WD. Practice parameters for sigmoid diverticulitis. Dis Colon Rectum. 2006;49(7):939-44.

32. Ambrosetti P, Robert J, Witzig JA, Mirescu D, de Gautard R, Borst F, et al. Incidence, outcome, and proposed management of isolated abscesses complicating acute left-sided colonic diverticulitis. A prospective study of 140 patients. Dis Colon Rectum. 1992;35(11):1072-6.

33. Thaler K, Baig MK, Berho M, Weiss EG, Nogueras JJ, Arnaud JP, et al. Determinants of recurrence after sigmoid resection for uncomplicated diverticulitis. Dis Colon Rectum. 2003;46(3):385-8.

34. Tilney HS, Sains PS, Lovegrove RE, Reese GE, Heriot AG, Tekkis PP. Comparison of outcomes following ileostomy versus colostomy for defunctioning colorectal anastomoses. World J Surg. 2007;31(5):1142-51.

35. Parks TG. Natural history of diverticular disease of the colon. A review of 521 cases. Br Med J. 1969; 4(5684):639-42.

36. Parks TG. Reappraisal of clinical features of diverticular disease of the colon. Br Med J. 1969;4(5684):642-5.

37. Makela J, Vuolio S, Kiviniemi H, Laitinen S. Natural history of diverticular disease: when to operate? Dis Colon Rectum. 1998;41(12):1523-8.

38. Chapman JR, Dozois EJ, Wolff BG, Gullerud RE, Larson DR. Diverticulitis: a progressive disease? Do multiple recurrences predict less favorable outcomes? Ann Surg. 2006;243(6):876-883.

# Chirurgische Therapie der Divertikelkrankheit

# 6. Chirurgische Therapie der Divertikelkrankheit

## 6.1. Einleitung

Die chirurgische Therapie der Divertikelkrankheit wird in diesem Kapitel auf Aspekte dieser Erkrankung im Bereich des Sigmas begrenzt. Es ist bekannt, dass insbesondere bei der asiatischen Bevölkerung eine rechtsseitige Divertikulitis auftreten kann, die sich typischerweise mit akuter Divertikelperforation präsentiert (1, 2). Diese Entität ist im europäischen Raum jedoch so selten, dass sie hier nicht näher besprochen werden soll.

Während bei reiner Divertikulose keine Operationsindikation besteht, ist die chirurgische Therapie der Divertikulitis notfallmäßig oder dringlich im Falle akuter Komplikationen oder elektiv bei chronisch-rezidivierendem Verlauf indiziert bzw. eine Behandlungsoption (3). Komplikationen der Divertikelkrankheit sind die Divertikelblutung sowie die Divertikulitis mit freier oder gedeckter Perforation mit oder ohne Abszessbildung. Die Indikationsstellung wurde im deutschsprachigen Raum am stärksten durch die Einteilung nach Hansen und Stock geprägt (☞ Tab. 6.1). Während bei den komplizierten Verläufen im Stadium II b und II c Konsens besteht, dass eine dringliche oder notfallmäßige Operation indiziert ist, wird die Operationsindikation im Stadium II a unterschiedlich gesehen. Während die Notfalloperationen im nachfolgenden Kapitel "Management von Komplikationen" besprochen werden, fokussiert dieses Kapitel auf die chirurgische Therapie im Stadium III der Klassifikation nach Hansen und Stock, d.h. die elektive Sigmaresektion bei chronisch-rezidivierendem Verlauf (4).

| | |
|---|---|
| Stadium 0 | Divertikulose ohne Symptome |
| Stadium I | akute unkomplizierte Divertikulitis |
| Stadium II | akute komplizierte Divertikulitis |
| A | Phlegmone, Peridivertikulitis |
| B | Abszess, gedeckte Perforation |
| C | freie Perforation, Peritonitis |
| Stadium III | Chronisch-rezidivierende Divertikulitis |

***Tab. 6.1:*** Stadieneinteilung der Divertikulitis nach Hansen/Stock.

## 6.2. Indikationsstellung zur elektiven Sigmaresektion

Die Indikationsstellung zur elektiven Sigmaresektion fußte jahrzehntelang auf Arbeiten von TG Parks aus den sechziger Jahren des letzten Jahrhunderts. Parks beschrieb darin, dass bei rezidivierendem Verlauf die Divertikulitisschübe zunehmend schwerer verlaufen und weniger gut konservativ therapierbar seien, weshalb bei rezidivierendem Verlauf eine Sigmaresektion zu empfehlen sei (5). Diese Arbeiten führten dazu, dass bis vor wenigen Jahren nach dem zweiten Schub einer Sigmadivertikulitis die Indikation zur Sigmaresektion gestellt wurde. Dies wurde so auch von Fachgesellschaften wie der *American Society of Colon and Rectal Surgeons* (6) sowie der *European Association for Endoscopic Surgery* empfohlen (7).

In den letzten Jahren wurde diese Empfehlung durch neuere Publikationen in Frage gestellt und kann deshalb heute so nicht mehr gegeben werden. Zu dieser neuen Sichtweise führten mehrere Aspekte der Sigmadivertikulitis, die im Folgenden ausgeführt werden sollen.

Patienten, die sich mit einer akuten Perforation vorstellen und notfallmäßig operiert werden müssen, haben in aller Regel den ersten Schub (8). Das heißt, dass Patienten, die einen chronisch-rezidivierenden Verlauf haben, entgegen der historischen Arbeiten von Parks et al. (5) meist in der Folge keine Perforation erleiden und die Schübe auch weiterhin in aller Regel gut konservativ therapierbar sind (9). In unserer eigenen Arbeit konnte bei einer Nachbeobachtung von über 10 Jahren festgestellt werden, dass von allen Patienten, die sich mit einer Sigmadivertikulitis vorstellten und konservativ behandelt wurden, nur ein Patient später eine Perforation erlitt und – wenn überhaupt eine Symptomatik wieder auftrat – die Patienten einen chronisch-rezidivierenden Verlauf hatten (10).

Insofern ist es nicht gerechtfertigt, Patienten nach einem ersten oder zweiten Schub mit Hinweis auf die Möglichkeit einer späteren Perforation die elektive Operation zu empfehlen, da dieses Szenario sehr unwahrscheinlich ist.

Es ist allerdings zu beachten, dass Patienten, die sich wegen eines zweiten Schubs einer Sigmadivertikulitis vorstellen, ein Risiko in Höhe von etwa 30 % haben, einen dritten Schub zu erleiden (11). Diese Angabe stammt aus einer Kohorte von mehreren Tausend Patienten und darf somit als sehr zuverlässig gelten. Insofern ist die Sigmaresektion mit dem Patienten unter dem Gesichtspunkt zu diskutieren, dass durch die Operation wiederholte konservative Behandlungen rezidivierender Schübe vermieden werden können. In der Praxis wird man Patienten, die sich durch diese Situation beeinträchtigt fühlen, folglich weiter eine Empfehlung zur elektiven Sigmaresektion geben können. Dies ist häufig bei jungen Patienten der Fall, die z.B. wiederholtes Fehlen am Arbeitsplatz durch die konservative Behandlung von Divertikulitisschüben gerne vermeiden möchten. Andererseits ist es bei Patienten mit Komorbidität, die oft bei alten Menschen auftritt, nicht erforderlich, zur Operation zu drängen, wenn ein erhöhtes Operationsrisiko besteht. Hier muss allerdings darauf hingewiesen werden, dass ein entsprechendes Risiko für rezidivierende Schübe besteht, die dann entsprechend konservativ behandelt werden müssen.

In der Vergangenheit sind verschiedentlich Versuche unternommen worden, prädiktive Faktoren zu identifizieren, die determinieren, ob nach einem ersten Schub, der konservativ behandelt werden kann, ein zweiter Schub auftreten wird. Einzelne Publikationen suggerierten, dass ein junges Alter des Patienten zu einem erhöhten Risiko für ein Rezidiv führt. Diese Publikationen halten sich allerdings die Waage mit etwa gleich vielen Veröffentlichungen, die keinen Einfluss des Alters auf die Rezidivhäufigkeit feststellen konnten (☞ Tab. 6.2). Eine neuere Übersichtsarbeit kommt deshalb auch zu dem Schluss, dass bei jüngeren Patienten keine andere Krankheitsentität oder ein schwerer Krankheitsverlauf anzunehmen ist (12).

| | | |
|---|---|---|
| Bar-Meir 2006 | World Journal of Surgery | Ja |
| Poletti 2004 | American Journal of Radiology | Nein |
| Guzzo 2004 | Diseases of the Colon and Rectum | Nein |
| Chautems 2002 | Diseases of the Colon and Rectum | Ja |
| Reisman 1999 | International Journal of Colorectal Diseases | Nein |
| Mäkelä 1998 | Diseases of the Colon and Rectum | Ja |
| Ambrosetti 1998 | Zentralblatt für Chirurgie | Ja |
| Spivak 1997 | Diseases of the Colon and Rectum | Nein |
| Cunningham 1997 | American Journal of Surgery | Ja |
| Vignati 1995 | Diseases of the Colon and Rectum | Nein |

***Tab. 6.2:*** Literaturzusammenstellung zur Frage, ob das Alter des Patienten Einfluss auf die Rezidivwahrscheinlichkeit nach einer konservativ behandelten Divertikulitis hat (50 % der Arbeiten bestätigen diese Annahme, 50 % nicht; die Liste hat keinen Anspruch auf Vollständigkeit).

Poletti et al. Zeigten in CT-Untersuchungen, dass bei einer gedeckten Perforation mit einer Menge freier Luft von über 5 mm sowie bei Ausbildung eines Abzsesses die Wahrscheinlichkeit für ein Rezidiv zunimmt (13). In der gleichen Untersuchung wurde beschrieben, dass die Rezidivwahrscheinlichkeit unabhängig von Adipositas, Geschlecht, Anzahl der Divertikel, freie Flüssigkeit sowie von der Länge des entzündeten Segments ist. Diese retrospektive Analyse wurde allerdings nie durch eine prospektive Untersuchung bestätigt. Möglicherweise spielen auch Drücke im Sigma bei der Entstehung des Rezidivs eine Rolle. Dies wird durch eine Arbeit von Cortesini et al. (14) belegt, die zeigte, dass bei hohen manometrischen Drücken im Sigma Rezidive gehäuft auftreten. Diese Arbeit steht jedoch isoliert und wurde nie durch weitere Untersuchungen bestätigt, so dass in der Summe heute keine klaren prädiktiven Faktoren bekannt sind, die eine spezifische Aussage zum Rezidivrisiko nach einem ersten konservativ behandelten Divertikulitisschub erlauben.

Zusammengefasst muss also heute basierend auf Aspekten der Lebensqualität und des Operationsrisikos eine individuelle Empfehlung bei chronisch-rezidivierender Sigmadivertikulitis zur elektiven Operation oder weiteren konservativen Therapie gegeben werden. Idealerweise sollte dies in enger Abstimmung zwischen Gastroenterologen und Chirurgen stattfinden.

Neben diesen Indikationen bei chronisch-rezidivierendem Verlauf, die als relative Operationsindikationen angesehen werden können, gibt es absolute elektive Operationsindikationen. Hierzu gehört die symptomatische Stenose im Sigmabereich, die sich im Gefolge chronisch-rezidivierender Divertikulitisschübe ausbilden kann. Bemerkenswerterweise entsteht eine derartige Stenose häufig auch unbemerkt durch eine subklinische Aktivität der Erkrankung. Eine weitere absolute Operationsindikation sind die entero-vesikale oder entero-vaginale Fistel bei chronisch-rezidivierender Sigmadivertikulitis (15). Während die entero-vaginale Fistel, die typischerweise bei hysterektomierten Patientinnen auftreten kann und mit vaginalem Blut- und Luftabgang zu einer untragbaren Versorgungssituation für die betroffenen Patientinnen führt, ist die entero-vesikale durch rezidivierende Harnwegsinfekte und Luftabgang durch die Harnröhre charakterisiert. Letztere Fistel muss saniert werden, da langfristig durch die chronischen Harnwegsinfekte eine Niereninsuffizienz droht. Neben einer Dünnschicht-CT-Untersuchung ist eine weitere Abklärung wie Cystoskopie oder Magnetresonanztomographie zwar möglich, aber nicht erforderlich, da die klinische Symptomatik in über 90 % der Fälle wegweisend ist und sich derartige Fisteln häufig nicht durch die genannten Untersuchungsverfahren darstellen lassen, aber bei typischer klinischer Symptomatik dennoch operative versorgt werden müssen (16).

## 6.3. Operative Technik

Die elektive Sigmaresektion wird standardmäßig fast ausnahmslos als Sigmaresektion mit nachfolgender primärer Anastomose durchgeführt. Wenngleich die Sigmaresektion mit primärer Anastomose im Prinzip einen Standardeingriff darstellt, gibt es mehrere wichtige Details bei der Operation, die unterschiedlich durchgeführt werden können und deshalb im Folgenden diskutiert werden.

### 6.3.1. Operativer Zugang

Die Sigmaresektion bei chronisch-rezidivierender Divertikulitis kann grundsätzlich mit einer Laparotomie durchgeführt werden. Meist erfolgt diese als mediane Laparotomie, wobei in den letzten Jahren im Rahmen von "Fast-track" Konzepten die quere Laparotomie propagiert wurde (17). Als Alternative dazu kann die Sigmaresektion auch laparoskopisch-assistiert durchgeführt werden. Das laparoskopische Verfahren hat den Vorteil, dass weniger Minor-Komplikationen wie z.B. Wundinfekte zu verzeichnen sind, ein geringerer postoperativer Schmerzmittelbedarf besteht und sich die Darmmotilität schneller wieder erholt (18). Allgemein wird das kosmetische Ergebnis als günstiger angesehen und das Risiko einer späteren Narbenhernie ist reduziert. Im kurzfristigen postoperativen Verlauf ist die Lebensqualität nach laparoskopischen kolorektalen Resektionen besser (19). Allerdings nivellieren sich diese Unterschiede zwischen laparoskopischer und offener Sigmaresektion im Langzeitverlauf (20, 21). Wenngleich sich vom allgemeinen klinischen Eindruck her Patienten nach der laparoskopischen Operation schneller erholen, fällt es schwer, diesen Eindruck in Studien zu objektivieren. Eine schnellere Erholung der Darmmotilität lässt sich zwar ebenso dokumentieren wie ein geringerer Schmerzmittelbedarf (18), jedoch bereits beim postoperativen Kostaufbau und der Liegedauer sind bei modernen perioperativen Behandlungskonzepten annähernd keine Unterschiede mehr nachzuweisen (22). Gegen die laparoskopische Operation spricht, dass intraoperativ höhere Kosten durch etwas längere OP-Zeit und höhere Materialkosten entstehen (19), wohingegen bei traditioneller Nachbehandlung eine längere Liegedauer resultiert, die diesen Nachteil im Operationssaal wieder aufwiegt (23). Des Weiteren ist die laparoskopische Operation für erheblich voroperierte Patienten und sehr adipöse Patienten mitunter nicht geeignet.

Zusammenfassend darf dennoch heute die laparoskopisch-assistierte Sigmaresektion für die elektive Situation aufgrund der genannten geringfügigen Vorteile als Standard gelten, sofern die weiter unten genannten Kriterien bei der Operation beachtet werden.

## 6.3.2. Ausmaß der Resektion

Da die Divertikulitis fast ausnahmelos nur im Sigma auftritt, ist es wichtig, dass das gesamte Sigma bei der Operation entfernt wird. Sofern sich Divertikel weiter proximal im Kolonrahmen befinden, können diese belassen werden, da hier keine symptomatische Divertikulitis zu erwarten ist. Die pathophysiologische Überlegung dabei ist, dass im Sigma von einer "Hochdruckzone" im Darm ausgegangen wird, die zur Divertikulitis beiträgt (24). Das genaue Ausmaß dieser "Hochdruckzone" ist allerdings nie genau beschrieben oder festgelegt worden. Nichtsdestotrotz ist zu empfehlen, bei der elektiven Operation das gesamte Sigma zu entfernen und nicht nur evtl. entzündlich veränderte oder divertikeltragende Abschnitte, um einem Rezidiv vorzubeugen. Während die Grenze zum Rektum durch die peritoneale Umschlagsfalte determiniert wird, ist der Übergang zum Kolon descendens weniger eindeutig festzulegen. Als Orientierungshilfe dient hier die A. mesenterica inferior und deren Äste (Aa. sigmoideae), die fächerförmig das Sigma versorgen (☞ Abb. 6.1).

In zwei älteren Untersuchungen wurde eindeutig belegt, dass bei einer Anastomose des Kolon descendens auf das Rektum (d. h. kompletter Entfernung des Sigmas) mit einer Rezidivrate von 2,8 Prozent zu rechnen ist. Hingegen führt eine Anastomose auf das Sigma oberhalb des Rektums zu einer Rezidivrate von 12,5 Prozent (25). Insbesondere bei der laparoskopischen Operation darf hier kein Kompromiss eingegangen werden. So kann z. B. eine Handanastomose vor der Bauchdecke nach laparoskopischer Mobilisation und kleiner Bergelaparotomie nach Ansicht der Autoren unmöglich zu einer Anastomose auf das Rektum führen, so dass hier die Technik des "Double-stapling" quasi obligat ist. Bei dieser Technik wird laparoskopisch das obere Rektum quer abgestapelt und später mit einem Rundklammernahtgerät die Anastomose zwischen Kolon descendens und Rektumstumpf geschaffen (26).

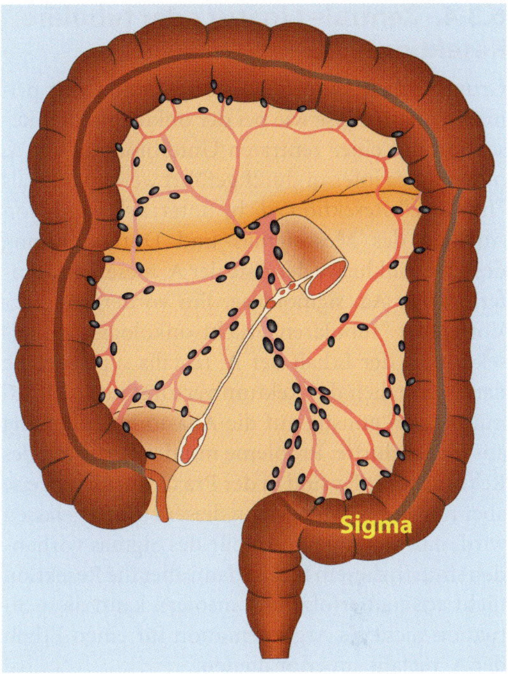


***Abb. 6.1:*** Anastomose und Gefäßversorgung des Sigmas durch die A. mesenterica inferior und die Aa. sigmoideae. Während die distale Grenze durch die peritoneale Umschlagsfalte leicht zu identifizieren ist, muss proximal der Verlauf der Gefäßarkade als Hinweis für den Übergang Kolon descendens zum Sigma dienen.

## 6.3.3. Mobilisation der linken Flexur nach Bedarf oder en principe?

Entscheidend für eine problemlose Anastomosenheilung nach einer Sigmaresektion ist eine gut durchblutete, spannungsfreie Anastomose. Bei einigen Patienten, die ein Sigma elongatum haben, kann diese problemlos ohne Mobilisation der linken Flexur auf das Rektum angelegt werden. Die Regel ist jedoch, dass nach kompletter Sigmaresektion eine Anastomose zwischen Kolon descendens und Rektum kaum spannungsfrei angelegt werden kann, so dass zumindest eine teilweise Mobilisation der linken Flexur erforderlich wird. Insofern ist die Mobilisation der linken Flexur nicht prinzipiell zu fordern, jedoch ist sie nach adäquater Resektion bei den meisten Patienten erforderlich, um eine technisch korrekte Anastomosierung durchführen zu können (27).

### 6.3.4. Zentrale Ligatur oder tubuläre Resektion?

Grundsätzlich kann die Sigmaresektion mit primärer Anastomose wie bei der onkologischen Resektion mit einer zentralen Unterbindung der A. mesenterica inferior durchgeführt werden oder als "tubuläre" Resektion, d. h. unter Belassung von Anteilen des Mesosigmas und Durchtrennung desselben inklusive der Äste der A. mesenterica inferior, den Aa. sigmoideae. Ein vordergründiger Vorteil der "tubulären", nicht-onkologischen Resektion ist der Erhalt der A. rectalis superior, die dann zusätzlich das Rektum versorgt und sich somit *a priori* günstig auf die Anastomosenheilung auswirken dürfte. Probleme mit der Perfusion des Rektumstumpfes sind in der Praxis normalerweise aber nur zu erwarten, wenn dieser zu lang gelassen wird, d.h. wenn noch Anteile des Sigmas vorhanden sind. In diesem Fall ist dann aber die Resektion nicht adäquat erfolgt und insofern kann diese Situation nicht als Argumentation für einen Erhalt der A. rectalis superior dienen.

Der Vorteil der onkologischen Resektion mit zentraler Gefäßligatur liegt eindeutig darin, dass die Mobilisation des Kolon descendens deutlich vereinfacht wird, da das ansonsten "sperrende" Mesokolon durchtrennt wird, ohne dass die Randarkade, die die Durchblutung des Kolon descendens über die Riolan´sche Anastomose sichert dabei kompromittiert wird. Insofern kann mit der zentralen Gefäßunterbindung eine spannungsfreie und gut durchblutete Anastomose deutlich leichter gewährleistet werden. Ein weitere Vorteil der "onkologischen" Resektion ist, dass bei unklarer Stenose in jedem Fall eine adäquate Operation erfolgt ist, auch wenn später in der histologischen Aufarbeitung ein Karzinom diagnostiziert wurde.

### 6.3.5. Stapleranastomose oder Handnaht?

Zahlreiche Untersuchungen dokumentieren, dass die Stapleranastomose ebenso sicher ist, wie die Handnaht (28). Natürlich ist die Handnaht preiswerter durchzuführen (29), jedoch bei Anastomose auf das Rektum mitunter technisch anspruchsvoll. In jedem Fall ist festzuhalten, dass bei einer adäquaten laparoskopisch-assistierten Resektion eine Anastomose per Handnaht vor der Bauchdecke praktisch nicht möglich ist, ohne bei der Resektion Kompromisse einzugehen. Eine intracorporale von Hand genähte laparoskopische Anastomose ist hingegen möglich, jedoch technisch ebenfalls anspruchsvoll.

## 6.4. Perioperatives Management

Das perioperative Management bei kolorektalen Resektionen war in den letzten Jahren einem erheblichen Wandel unterworfen. Hierzu haben vor allem Publikationen aus Dänemark zu sogenannten "Fast-track" Protokollen beigetragen (17, 22). Quintessenz dieser perioperativen Behandlung ist, dass mit einem standardisierten prä-, intra- und postoperativen Management der Patienten die Rekonvaleszenz so beschleunigt wird, dass die Patienten früher wieder entlassen werden können. Als "Nebeneffekt" dieser Protokolle sind niedrigere Komplikationsraten belegt. Bestandteile dieser Behandlungsprotokolle sind Elemente wie Abkürzung der präoperativen Nüchternphase, Verzicht auf präoperative Darmspülung, intra- und postoperative Periduralkatheter, Verzicht auf Drainagen soweit möglich, konsequente Analgesie sowie frühe Mobilisation und Kostaufbau.

## 6.5. Ergebnisse der chirurgischen Therapie

### 6.5.1. Komplikationen

Die Komplikationsraten nach elektiver Sigmaresektion sind stark von der Komorbidität abhängig. Während die Anastomoseninsuffizienzrate insgesamt ca. 1-3 % beträgt (30), sollte beachtet werden, dass sie bei Einnahme immunsuppressiver Medikamente, Diabetes mellitus, Anämie sowie Herzinsuffizienz höher liegt (31). Dies sollte auch bei der Indikationsstellung berücksichtigt werden, wenn eine relative Operationsindikation vorliegt.

### 6.5.2. Lebensqualität

Es liegen annähernd keine Ergebnisse für die Lebensqualität im Langzeitverlauf nach Sigmaresektion aufgrund von rezidivierender Sigmadivertikulitis vor. Im kurzfristigen Verlauf wurde für kolorektale Resektionen dokumentiert, dass die laparoskopische Operation Vorteile gegenüber der offenen Operation bietet (19). Diese nivellieren sich jedoch im Langzeitverlauf sowohl bei Resektionen für maligne als auch für benigne Erkrankungen

(21, 32). Insgesamt liegt nach der Operation normalerweise eine sehr gute Lebensqualität vor. Allerdings gibt es keine Untersuchungen dazu, wie Patienten, die einen chronisch-rezidivierenden Verlauf haben im Vergleich zu Patienten, die operiert wurden abschneiden.

### 6.5.3. Rezidive/Langzeitergebnisse

Es ist bemerkenswert, dass auch nach einer elektiven Sigmaresektion aufgrund einer chronisch-rezidivierenden Sigmadivertikulitis Symptome und Beschwerden persistieren können. Für diese Situation sind a priori mehrere Ursachen denkbar. Einerseits ist es möglich, dass postoperative Folgezustände wie Anastomosenstenose oder Verwachsungen dafür verantwortlich sind. Andererseits könnte es sein, dass Patienten ein Rezidiv erleiden, dass eine Symptomatik auslöst (25). Sehr wohl denkbar ist weiterhin, dass Patienten operiert wurden, die Beschwerden hatten, die nicht auf die Divertikel zurückzuführen sind wie z.B. ein Reizdarmsyndrom. Etwas spekulativ ist des weiteren die Hypothese, dass aufgrund der chronisch-rezidivierenden Divertikulitisschübe eine Fehlverarbeitung von Reizen aus dem Bauchraum sich perpetuiert, die eine Beschwerdepersistenz für den Patienten zur Folge hat.

Die Rate an persistierenden Beschwerden wurde in einer aktuellen Untersuchung mit 25 % angegeben. Das bedeutet, dass nach 2-3 Schüben das Risiko für weitere Schübe in etwa so hoch ist (33), wie das Risiko, nach einer Operation persistierende Beschwerden zu haben. Hieraus darf aber nicht leichtfertig geschlussfolgert werden, dass damit eine Operation nicht sinnvoll sei. Die zitierte Untersuchung zu den Langzeitverläufen untersuchte nicht, wie gravierend die Beschwerden waren und inwieweit Patienten z.B. einen Arzt aufsuchen mussten.

## 6.6. Literatur

1. Rajendra S, Ho JJ. Colonic diverticular disease in a multiracial Asian patient population has an ethnic predilection. *Eur J Gastroenterol Hepatol* 2005; 17: 871-5.

2. Ruiz-Tovar J, Reguero-Callejas ME, González Palacios F. Inflammation and perforation of a solitary diverticulum of the cecum. A report of 5 cases and literature review. *Rev Esp Enferm Dig* 2006; 98: 875-80.

3. Sarin S, Boulos PB. Long-term outcome of patients presenting with acute complications of diverticular disease. Ann R Coll Surg Eng 1994; 76:117–120.

4. Hansen O, Stock W. Prophylaktische Operation bei der Divertikelkrankheit des Kolons – Stufenkonzept durch exakte Stadieneinteilung. Langenbecks Arch Chir (Suppl II) 1999: 1257–60.

5. Parks TG: Natural history of diverticular disease of the colon. A review of 521 cases. *Br Med J* 1969; 4: 639–42.

6. Wong WD, Wexner SD, Lowry A et al.: Practice parameters for the treatment of sigmoid diverticulitis – supporting documentation. The Standards Task Force. The American Society of Colon and Rectal Surgeons. *Dis Colon Rectum* 2000; 43: 290–7.

7. Köhler L, Sauerland S, Neugebauer E: Diagnosis and treatment of diverticular disease: results of a consensus development conference. The Scientific Committee of the European Association for Endoscopic Surgery. *Surg Endosc* 1999; 13: 430–6.

8. Janes S, Meagher A, Frizelle FA: Elective surgery after acute diverticulitis. *Br J Surg* 2005; 92: 133–42.

9. Chapman JR, Dozois EJ, Wolff BG et al.: Diverticulitis: a progressive disease? Do multiple recurrences predict less favorable outcomes? *Ann Surg* 2006; 243: 876–30.

10. Mueller MH, Glatzle J, Kasparek MS, Becker HD, Jehle EC, Zittel TT, Kreis ME. Long-term outcome of conservative treatment in patients with diverticulitis of the sigmoid colon. *Eur J Gastroenterol Hepatol* 2005; 17: 649–54.

11. Broderick-Villa G, Burchette RJ, Collins JC, Abbas MA, Haigh PI. Hospitalization for acute diverticulitis does not mandate routine elective colectomy. *Arch Surg* 2005; 140: 576-581.

12. Janes S, Meagher A, Faragher IG, Shedda S, Frizelle FA. The place of elective surgery following acute diverticulitis in young patients: when is surgery indicated? An analysis of the literature. Dis Colon Rectum 2009; 52: 1008-16.

13. Poletti PA, Platon A, Rutschmann O, Kinkel K, Nyikus V, Ghiorghiu S, Morel P, Terrier F, Becker CD. Acute left colonic diverticulitis: can CT findings be used to predict recurrence? *Am J Roentgenol*; 2004; 182: 1159-1165.

14. Cortesini C, Pantalone D. Usefulness of colonic motility study in identifying patients at risk for complicated diverticular disease. *Dis Colon Rectum* 1991; 34: 339-42.

15. Szojda MM, Cuesta MA, Mulder CM, Felt-Bersma RJ. Review article: Management of diverticulitis. *Aliment Pharmacol Ther* 2007; 26 Suppl 2: 67- 76.

16. Garcea G, Majid I, Sutton CD, Pattenden CJ, Thomas WM. Diagnosis and management of colovesical fistulae; six-year experience of 90 consecutive cases. *Colorectal Dis* 2006; 8: 347-52.

17. Basse L, Hjort Jakobsen D, Billesbølle P, Werner M, Kehlet H. A clinical pathway to accelerate recovery after colonic resection. *Ann Surg* 2000; 232: 51-7.

18. Kasparek MS, Müller MH, Glatzle J, Manncke K, Becker HD, Zittel TT, Kreis ME. Postoperative colonic motility in patients following laparoscopic-assisted and open sigmoid colectomy. *J Gastrointest Surg* 2003; 7:1073-81.

19. Schwenk W, Haase O, Neudecker J, Müller JM. Short term benefits for laparoscopic colorectal resection. *Cochrane Database Syst Rev* 2005; 20: CD003145.

20. Seitz G, Seitz EM, Kasparek MS, Königsrainer A, Kreis ME. Long-term quality- of-life after open and laparoscopic sigmoid colectomy. *Surg Laparosc Endosc Percutan Tech* 2008; 18:162-7.

21. Kuhry E, Schwenk WF, Gaupset R, Romild U, Bonjer HJ. Long-term results of laparoscopic colorectal cancer resection. *Cochrane Database Syst Rev* 2008; 16: CD003432.

22. Basse L, Jakobsen DH, Bardram L, Billesbølle P, Lund C, Mogensen T, Rosenberg J, Kehlet H. Functional recovery after open versus laparoscopic colonic resection: a randomized, blinded study. *Ann Surg* 2005; 241: 416-23.

23. Alves A, Panis Y, Slim K, Heyd B, Kwiatkowski F, Mantion G; Association Français de Chirurgie. French multicentre prospective observational study of laparoscopic versus open colectomy for sigmoid diverticular disease. *Br J Surg* 2005; 92: 1520-5.

24. Wadhwa RP, Mistry FP, Bhatia SJ, Abraham P. Existence of a high pressure zone at the rectosigmoid junction in normal Indian men. *Dis Colon Rectum* 1996; 39:1122-5.

25. Thaler K, Baig MK, Berho M, Weiss EG, Nogueras JJ, Arnaud JP, Wexner SD, Bergamaschi R. Determinants of recurrence after sigmoid resection for uncomplicated diverticulitis. *Dis Colon Rectum*, 2003; 46: 385-388.

26. Ambrosetti P, Francis K, De Peyer R, Frossard JL. Colorectal anastomotic stenosis after elective laparoscopic sigmoidectomy for diverticular disease: a prospective evaluation of 68 patients. *Dis Colon Rectum* 2008; 51: 1345-9.

27. Kennedy R, Jenkins I, Finan PJ. Controversial topics in surgery: Splenic flexure mobilisation for anterior resection performed for sigmoid and rectal cancer. *Ann R Coll Surg Engl* 2008; 90: 638-42.

28. Everett WG, Friend PJ, Forty J. Comparison of stapling and hand-suture for left-sided large bowel anastomosis. *Br J Surg* 1986; 73: 345-8.

29. Izbicki JR, Gawad KA, Quirrenbach S, Hosch SB, Breid V, Knoefel WT, Küpper HU, Broelsch CE. Is the stapled suture in visceral surgery still justified? A prospective controlled, randomized study of cost effectiveness of manual and stapler suture. *Chirurg* 1998; 69: 725-34.

30. Dwivedi A, Chahin F, Agrawal S, Chau WY, Tootla A, Tootla F, Silva YJ. Laparoscopic colectomy vs. open colectomy for sigmoid diverticular disease. *Dis Colon Rectum* 2002; 45: 1309-14.

31. Buchs NC, Gervaz P, Secic M, Bucher P, Mugnier-Konrad B, Morel P. Incidence, consequences, and risk factors for anastomotic dehiscence after colorectal surgery: a prospective monocentric study. *Int J Colorectal Dis* 2008 23: 265-70.

32. Thaler K, Dinnewitzer A, Mascha E, Arrigain S, Weiss EG, Nogueras JJ, Wexner SD. Long-term outcome and health-related quality of life after laparoscopic and open colectomy for benign disease. *Surg Endosc* 2003; 17: 1404-8.

33. Egger B, Peter MK, Candinas D. Persistent symptoms after elective sigmoid resection for diverticulitis. *Dis Colon Rectum* 2008; 51: 1044-8.

# Management von Komplikationen

# 7. Management von Komplikationen

## 7.1. Hintergrund

Als Komplikationen der Divertikelkrankheit können im Wesentlichen die Divertikulitis an sich und die Divertikelblutung angesehen werden. In diesem Abschnitt soll näher auf das Management der Divertikelblutung sowie Komplikationen der Divertikulitis eingegangen werden.

Die Mehrzahl aller Divertikulitisfälle verläuft unkompliziert. Bis zu 25 % aller Patienten entwickeln jedoch Komplikationen, im Einzelnen vor allem Abszess, Blutung, Fistelbildung, Stenosierung und Perforationen (1). Dies ist vor allem insofern wichtig, da Patienten mit kompliziert verlaufender Divertikulitis ein erhöhtes Risiko für erneute Divertikulitisschübe tragen. Gleichzeitig sind vorangegangene Divertikulitisschübe kein guter Prädiktor für eine komplizierte Divertikulitis. So war in einer großen retrospektiven Studie die Rate einer vorangegangenen Divertikulitis bei Patienten mit Komplikationen lediglich 47 % (2). Mit der Ausbildung von Komplikationen wird die Divertikulitis zur lebensbedrohlichen Erkrankung. Morbidität und Letalität steigen erheblich an (3). Der Verlauf hängt entscheidend vom Erfolg operativer und/oder interventioneller Maßnahmen ab.

## 7.2. Blutung

Blutungen im Rahmen einer akuten Divertikulitis stellen ein eher seltenes Ereignis dar. In einer großen Untersuchung wurde die Häufigkeit mit 4,5 % angegeben (2). Auf der anderen Seite ist aber die Divertikelblutung die häufigste Ursache der akuten unteren gastrointestinalen Blutung (4) und nach der Divertikulitis die zweithäufigste Ursache für Krankenhausaufnahmen aufgrund einer Divertikelkrankheit (5). Klinisch präsentieren sich die Patienten meist mit abrupt einsetzender, schmerzloser massiver Blutung, die in etwa einem Drittel der Fälle transfusionspflichtig ist (6).

Das weitere diagnostische und therapeutische Management umfasst neben den allgemeinen Grundsätzen der Therapie akuter Blutungen eine Lokalisationsdiagnostik. Ziel ist es dabei, entweder die Blutung zu stoppen oder die Grundlage für eine gezielte operative Segmentresektion zu schaffen. Da es bei 10-15 % aller oberen gastrointestinalen Blutungen zu – auch massivem – peranalem Blutabgang kommt, sollte zunächst mittels einer ÖGD eine solche ausgeschlossen werden. Bei unklarer Blutungsquelle kann die Sigmoidoskopie Läsionen im linksseitigen Kolon detektieren. Dies erscheint in Anbetracht der weitaus häufigeren Lokalisation von Divertikeln im linksseitigen Kolon in westlichen Ländern vorteilhaft, jedoch scheinen Divertikel des rechtsseitigen Kolons deutlich häufiger zu bluten, weshalb bei negativer Sigmoidoskopie eine vollständige Koloskopie anzustreben ist. So waren in einer Angiographie-Studie 60 % aller lokalisierten Blutungen proximal der linken Flexur lokalisiert (7).

Eine weitere Lokalisationsdiagnostik kann mittels Szintigraphie, Angiographie oder Angio-CT durchgeführt werden. Der große Vorteil der Szintigraphie besteht in der hohen Sensitivität für Blutungen bis hinab zu 0,1 ml/min; der Nachteil in der unpräzisen Lokalisationsangabe. Darüber hinaus sind markierte Erythrozyten für bis zu 24 Stunden aktiv, was bei intermittierenden Blutungen vorteilhaft ist.

Die Angiographie benötigt höhere Blutungsraten, um eine Blutungsquelle zu detektieren – allgemein werden 1 bis 1,5 ml/min angegeben – ihr großer Vorteil liegt aber in der Möglichkeit einer therapeutischen Intervention entweder durch intraarterielle Vasopressingabe oder durch selektive bzw. superselektive arterielle Embolisation (7, 8).

Die Durchführung einer CT-Angiographie vereint auf den ersten Blick die Nachteile beider Verfahren: eine höhere benötigte Blutungsrate und fehlende therapeutische Interventionsmöglichkeit. Demgegenüber steht der Vorteil, dass gerade nachts und an Wochenenden Nuklearmedizin und Angiographie nicht überall zur Verfügung stehen. Somit ist die Möglichkeit gegeben, bei persistierender nicht beherrschbarer Blutung den Ort der Blutung einzugrenzen und eher eine gezielte begrenzte Operation als eine blinde subtotale Kolektomie durchzuführen. Dabei kann die Blutungsquelle in bis zu 90 % akkurat eingegrenzt werden (9).

Der Vorteil der Koloskopie in der Primärdiagnostik liegt klar in der Möglichkeit der therapeutischen Intervention. Blutstillende Verfahren wie

Adrenalininjektion, Clipping, Elektrokoagulation und Gummibandsaugligatur sind dabei erfolgreich eingesetzt worden (10-13). Dabei stellt eine dringliche Koloskopie innerhalb von 12 Stunden nach Aufnahme mit entsprechender Vorbereitung durch perorale Darmspülung eine gute Möglichkeit zur Detektion der Blutungsquelle und konsekutiver Blutungskontrolle dar (14). In mehren Studien hat sich aber keine eindeutige Überlegenheit dieser Vorgehensweise gegenüber Szintigraphie und therapeutischer Angiographie oder ein eindeutiger Vorteil durch dieses Timing der Koloskopie gezeigt (15, 16). Dies mag dadurch erklärt sein, dass 76 % aller Divertikelblutungen spontan sistieren (17).

Ein operatives Vorgehen sollte in Betracht gezogen werden, wenn mehr als vier bis sechs Erythrozytenkonzentrate verabreicht werden mussten, wenn die Blutung länger als 72 Stunden andauert oder innerhalb einer Woche eine Rezidivblutung auftritt.

Konnte jedoch keine Blutungsquelle identifiziert werden, besteht noch die Möglichkeit der intraoperativen Koloskopie, ggf. nach mehreren (segmentalen) Kolotomien und intraoperativer Darmspülung. Sollte intraoperativ überhaupt keine Blutungsquelle ausfindig gemacht werden können, z.B. bei aktuellem Sistieren der Blutung, ist die "blinde" Segmentresektion auch bei Vorliegen von „verdächtigen" Divertikeln keine sinnvolle Option, vielmehr ist dann die Kolektomie mit ileorektaler Anastomose zu bevorzugen (30 % Blutungsrezidive nach blinder Segmentresektion) (18, 19).

## 7.3. Perforation und Abszess

Abszessbildung ist typischerweise Folge einer entzündlichen Ausbreitung der zunächst darmwandnah lokalisierten Phlegmone (Stadium IIa nach Hansen/Stock). Je nach Lokalisation des entzündeten bzw. perforierten Divertikels an der Kolonzirkumferenz kann der Abszess ins Mesenterium (Mesokolon) hinein oder aber in die Bauchhöhle bzw. das Retroperitoneum entwickelt sein. Der örtlich begrenzte Abszess (Stadium IIb nach Hansen/Stock, bzw. Stadium I und II nach Hinchey) ist von der freien Perforation mit (generalisierter) Peritonitis zu unterscheiden (Stadium IIc nach Hansen/Stock bzw. Stadium III und IV nach Hinchey (20, 21)).

### Mesokolische Abszedierung

Die sonographisch oder durch Kontrastmittel-CT diagnostizierte abszedierende Divertikulitis mit mesokolischer Eiter- und/oder Luftansammlung entspricht der häufigsten Komplikation der Divertikulitis. Die mesokolische Abszedierung ist zunächst durch das Peritoneum viscerale des Mesenteriums von der freien Bauchhöhle abgeschottet. Dies erleichtert die Standardoperation (s.o.), auch in laparoskopischer Technik (22, 23).

### Pelvine, perikolische und retroperitoneale Abszedierung

Pelvine und perikolische Abszesse entwickeln sich im Abdomen, sind dort aber noch durch Nachbarstrukturen (Dünndarmschlingen, Netz) abgedeckelt und damit lokalisiert. Sie entstehen durch sekundäre Perforation eines mesokolischen Abszesses oder primäre Divertikelperforation an der freien Kolonzirkumferenz. Bei Sigmadivertikulitis sind pelvine Abszesse häufig.

Da Colon ascendens und descendens aufgrund ihrer embryonalen Verwachsungen zum Teil "sekundär retroperitoneal" liegen, kann es zur Fortleitung der Entzündung in das Retroperitoneum kommen. Prinzipiell besteht die Gefahr der sekundären Perforation des Verhalts in die freie Bauchhöhle mit diffuser Verteilung und Ausbildung einer Vierquadrantenperitonitis, so dass eine absolute und dringliche Indikation zur Entlastung gegeben ist.

### Freie Perforation

Unterschieden wird die freie Perforation (Stadium IIc nach Hansen und Stock) mit eitriger Peritonitis (Stadium III nach Hinchey), entstanden meist durch Verteilung eines zunächst lokalisierten Unterbauchabszesses, von der kotigen Peritonitis (Stadium IV nach Hinchey), entstanden durch Entleerung von Darminhalt aus einem geplatzten Divertikel in die freie Bauchhöhle. Das akute Abdomen mit oder ohne Nachweis freier Luft ist wegweisend für die Diagnosestellung. Immer besteht eine Indikation zur Notfalloperation. Da sich die Therapie und Prognose von eitriger und kotiger Peritonitis nicht grundsätzlich unterscheiden, ist die Zusammenführung in das Stadium IIc nach Hansen/Stock gerechtfertigt.

## 7.4. Behandlung der komplizierten Divertikulitis (Abszess und Peritonitis)

Standard der Therapie ist die Operation mit Resektion des entzündlich erkrankten Darmabschnittes und damit Beseitigung der Sepsisursache (3). Der Zeitpunkt des Eingriffes, die Indikation zu minimal-invasiven OP-Verfahren und Stoma-Anlage sowie wenig belastende interventionelle Maßnahmen stehen jedoch zur Diskussion (24, 25).

Eine allein konservative Therapie birgt ein hohes Rezidivrisiko (> 50 %) und sollte Ausnahmefällen vorbehalten bleiben. Als Voraussetzung gelten bei entsprechender Klinik (kein akutes Abdomen, keine septische Allgemeinreaktion) eine Abszessgröße unter 4 cm sowie das Fehlen von Lufteinschlüssen (26). Das Spektrum des verwendeten Antibiotikaregimes sollte gegen Anaerobier und gramnegative Keime gerichtet sein. Verschiedene Studien haben dabei keinen Vorteil für eine Mono- oder Kombinationstherapie ergeben, solange dieses Spektrum abgedeckt wird (27). Im Allgemeinen ist aber bei fraglicher Prognose doch kurzfristig eine operative Sanierung anzustreben. Das Zeitintervall kann zur OP-Vorbereitung mit Verbesserung der Operabilität genutzt werden (28).

### Perkutane Drainage von Abszessen

Perikolische, pelvine oder retroperitoneale Abszesse über vier cm können CT- oder ultraschallgesteuert perkutan durch Einlage eines Katheters drainiert werden. Voraussetzung hierfür ist die Zugänglichkeit des Verhaltes ohne Interposition von Darmschlingen, Organen oder der Pleura. Dieser Ansatz ist vor allem dann Erfolg versprechend, wenn der Abszess nicht mit einer Fistel assoziiert ist, kein solides Material enthält und wenn keine multilokulären Abszesse nachweisbar sind (29). Ziel ist die Ableitung des Eiters und damit Beseitigung des Sepsisherdes. Im Idealfall kommt es zur Verklebung der Abszesshöhle, so dass eine Darmresektion frühelektiv als einzeitige Operation im Intervall angestrebt werden kann. Es gibt keine klaren Empfehlungen über den Zeitpunkt der elektiven Resektion; Rückgang von Schmerz und Fieber vorausgesetzt, ist von einem Intervall von 7-30 Tagen auszugehen. Die eingebrachte, gut befestigte Drainage muss täglich angespült werden um ihre Offenheit zu sichern. Die Entfernung ist erst möglich, wenn die Abszesshöhle verschwunden und eine persistierende Fistel zum Darm durch KM-CT und Fisteldarstellung (über den liegenden Katheter) ausgeschlossen wurde. In aller Regel wird man die eingebrachte Drainage bis zum Elektiveingriff belassen. Kommt es nach Entfernung einer Drainage zu einer erneuten Abszessbildung, kann die perkutane Drainage wiederholt werden. Die häufigste Komplikation der Abszessdrainage ist die Ausbildung enteroenteraler, enterovesikaler oder enterokutaner Fisteln in bis zu 40 % der Fälle (28).

### Laparoskopische Lavage und Drainage

Kommt die perkutane Drainage nicht in Betracht (unzugängliche Lage, gekammerter Abszess) kann in Einzelfällen auch die laparoskopische Lavage und Drainage erwogen werden, an die sich im Intervall die Resektion des erkrankten Darmabschnitts anschließen sollte. Diese ist dann nach Abklingen der Entzündung mit geringerem Risiko und oft minimal-invasiv möglich (30-32).

### Kolonresektion (offene Technik und laparoskopisch)

Die Resektion des entzündlich erkrankten Darmabschnittes und damit des Sepsisherdes gilt als kausale Therapie bei gedeckter oder freier Perforation mit Abszess oder generalisierter Peritonitis (33-35). Die bloße Übernähung eines perforierten Divertikels oder die alleinige Entlastung des Darmabschnittes durch Vorschalten eines Anus praeter sind obsolet, da sie den Entzündungsherd nicht sicher kontrollieren und gerade der Risikopatient zusätzlich gefährdet würde. Bei stabilen Kreislaufverhältnissen kann die Resektion nach den Prinzipien der elektiven Operation mit primärer Wiederherstellung der Darmkontinuität erfolgen (s. o.), ergänzt durch ein Debridement der Abdominalhöhle mit Entfernung von Stuhlbestandteilen und Fibrinbelägen. Der Eingriff kann bei entsprechender Expertise und lokal begrenzter Entzündung (Hinchey I-II) auch laparoskopisch vorgenommen werden (22, 23, 36).

Üblich ist die Drainage des Abdomens. Eine postoperative Breitband-Antibiose, die ggf. nach Vorliegen des Antibiogramms spezifiziert wird, ist über 7 Tage erforderlich.

### Primäre Anastomosierung

Die einzeitige Operation mit primärer Resektion und Wiederherstellung der Passage hat sich auch bei komplizierter Divertikulitis als vorteilhaft erwiesen (37-39). Damit die Anastomose als sicher gelten kann, müssen bestimmte Voraussetzungen gegeben sein wie fehlende Sepsis, stabile Kreislaufverhältnisse ohne Kreislaufunterstützung durch Katecholamine, kein auffälliger Kaliberunterschied der Darmlumina wie nach Ileus. Es kann dann auf die Anlage eines vorgeschalteten ableitenden Stomas verzichtet werden. Bei gefährdeter Anastomosenheilung wird ein protektives, doppelläufiges Ileo- oder Transversostoma angelegt. Das Ileostoma ist bei geringerer Morbidität der Rückverlagerungs-OP zu bevorzugen (40).

### Diskontinuitätsresektion nach Hartmann

Die Kolonresektion mit Ausleitung des oralen Darmendes als endständiges Stoma und Blindverschluss des aboralen Stumpfes (OP nach Hartmann) hat bei Risikopatienten weiterhin ihre Berechtigung (41, 42). Das Verfahren sollte aber kritisch hinterfragt werden, da auch die spätere Rückverlagerung und Reanastomosierung (im Gegensatz zum Ileostoma) zu höherer Morbidität und Mortalität beiträgt und deswegen oft bei Risikopatienten unterbleibt (37). Eine Indikation besteht bei Vierquadrantenperitonitis, wenn zur erneuten Lavagierung und Debridement eine Second-look-Laparotomie erforderlich ist. In diesem Fall werden die Darmenden zunächst lediglich durch Klammernaht blind verschlossen. Nach 24-48 Stunden und Stabilisierung der Kreislaufverhältnisse wird dann entweder der Anus praeter ausgeleitet oder aber doch die Anastomose angelegt, in aller Regel durch ein Ileostoma geschützt.

Ferner kann bei adipöser Bauchdecke und/oder massivem entzündlichen Ödem des Darmes mit unzureichender Mobilisierbarkeit die Anlage doppelläufiger Stomata erschwert sein. Alternative ist dann im Einzelfall die Diskontinuitätsresektion nach Hartmann.

## 7.5. Fistelbildung und extraperitoneale Manifestationen der komplizierten Divertikulitis

Durch Übergreifen der Divertikelentzündung auf Nachbarstrukturen bzw. Organe und Perforation von (Mikro-) Abszessen in diese hinein entstehen Fisteln. Entsprechend der Häufigkeit der Divertikelerkrankung im Sigma finden sich Fistelbildungen am häufigsten zum Harnwegssystem und gynäkologischen Organen. Daneben finden sich kolokutane und koloenterale Fisteln. Fistelbildungen zum Perineum, zu Weichteilen, Skelett und Gelenken sowie zu Gefäßen sind Raritäten.

### Operative Therapie

Grundprinzip ist die Entfernung des entzündeten Darmabschnittes und damit des Ursprungs der Fistel. Der operative Eingriff kann bei festen Verwachsungen zwischen entzündetem Kolon (Sigma), Blasendach bzw. Uterus oder Scheidenstumpf und insbesondere auch dem linken Ureter schwierig sein. Die präliminäre Darstellung des Harnleiters oberhalb des entzündlichen Tumors und die schrittweise Verfolgung bis zum Eintritt in die Blase schützen vor einer Verletzung. Der laparoskopische Zugang wird beschrieben, doch ist die offene OP zu bevorzugen (36, 43).

### Kolovesikale Fistelbildung

Sie ist die häufigste der Fistelkomplikationen. Einziges Symptom ist oft die rezidivierende Harnwegsinfektion, die in Verbindung mit einer Divertikulitisanamnese an die Diagnose denken lässt. Seltene, aber dann beweisende Symptome sind Pneumaturie und Abgang von Stuhl über die Harnröhre. Während Kolonkontrasteinlauf und Zystographie die dünnkalibrige Fistelverbindung nur in weniger als der Hälfte der Fälle nachweisen können, zeigt die Zystoskopie typischerweise eine lokalisierte Zystitis. Das KM-CT hat die höchste Sensitivität durch Nachweis der engen Nachbarschaftsbeziehung von Divertikeldarm und Blase, der entzündlichen Wandverdickung und häufig von Luftansammlung in der Blase (44).

Der anatomisch zwischen Kolon und Blase interponierte Uterus verhindert üblicherweise die Ausbildung kolovesikaler Fisteln. Die Komplikation wird daher häufiger bei Männern und bei Frauen nach Hysterektomie beobachtet. Der Abgang von Urin über den Darm (vesikokolische Fistel) ist eine Rarität. Selten sind ebenso Fisteln zum Ureter.

Es besteht eine absolute und dringliche OP-Indikation. Nach Ablösen des fisteltragenden Darmes wird zwar häufig ein Blasenwandabszess eröffnet, die eigentliche Fistelöffnung in die Blase selbst aber ist nicht immer zu sehen oder zu sondieren.

Ist nach makroskopischer Inspektion des aufgeschnittenen Darmpräparates Malignität unwahrscheinlich, kann dann auf die Exzision der meist lokal verdickten Blasenwand verzichtet werden. Die Blase wird lediglich übernäht und postoperativ über 7 bis 10 Tage durch Urindauerkatheter entlastet.

### Kolovaginale Fistel

Symptome sind neben Unterbauchschmerzen der Abgang von Eiter, Stuhl und Luft über die Vagina. Üblicherweise ist die Fistelöffnung im hinteren Scheidengewölbe zu erkennen. Die Mehrzahl der Patientinnen ist hysterektomiert (45, 46). Nach Entfernung des fisteltragenden Darmabschnitts ist der Verschluss der vaginalen Fistelöffnung nicht erforderlich. Nach Rückgang der Inflammation kommt es zur spontanen Abheilung. Für eine sichere Darmanastomose muss allerdings die Vaginalhinterwand vom Rektum abgelöst werden.

### Koloenterische Fisteln

Kurzschlussverbindungen zwischen Dick- und Dünndarm verursachen neben Bauchschmerzen Diarrhöen. Differentialdiagnostisch ist an Fisteln bei M. Crohn zu denken. Die operative Versorgung umfasst am Dünndarm die Fistelexzision in Längsrichtung und quere Vernähung oder auch eine kurzstreckige Dünndarmresektion. Das Kolonsegment wird in typischer Weise entfernt.

### Kolouterine Fistel

Aufgrund der kräftigen Wand der Gebärmutter sind Fisteln in das uterine Lumen sehr selten. Symptome sind Eiter und Stuhlabgang aus der Scheide, diagnostisch hilfreich sind CT und Hysterographie (45).

### Kolokutane Fisteln

Primäre Fisteln bei Divertikulitis sind selten und häufiger mit Malnutrition assoziiert. Die Mehrzahl entsteht als Komplikation nach Operation (47). Der Fistelgang wird mit Methylenblaulösung angefärbt. Unter Exzision der Hautfistel wird der Fistelgang bis zur Quellfistel am Kolon verfolgt und exstirpiert. Der divertikeltragende und entzündlich veränderte Dickdarmabschnitt wird in typischer Weise reseziert. Auch hier ist ein M. Crohn abzuklären.

### Seltenere Fistelungen und extraabdominelle Komplikationen

Während bei o.g. Fistelmanifestationen eine Ableitung von Eiter bzw. Stuhl – wenn auch über Hohlorgane – nach außen stattfindet, verbleibt bei folgenden Fistelkomplikationen der Eiterherd im Körper, wodurch eine septische Situation unterhalten wird:

#### Retroperitoneale Fistel und Abszessbildung

Aufgrund der sekundär retroperitonealen Lage des Colon descendens perforieren Divertikel dort leicht in das perirenale Fettgewebe (s.o.). Fisteln zur Niere sind beschrieben.

#### Perineale Fistelung und Abszedierung

Durch Ausbreitung des Abszesses entlang des Leistenkanals ins Skrotum kann eine lebensbedrohliche Fournier-Gangrän entstehen (48).

#### Weichteil- und Skelettmanifestationen

Pelvine und retroperitoneale Abszesse können entlang dem Musculus psoas zum Oberschenkel/Leiste absinken. Selten ist die Mitbeteiligung des Hüftgelenkes oder eine Osteitis. Ist die Bauchdecke involviert, droht eine nekrotisierende Fasziitis (49, 50).

#### Vaskuläre Manifestation

Die entlang der Darmgefäße fortgeleitete eitrige Entzündung kann bei Beteiligung der Vena mesenterica inferior eine septische Mesenterialvenenthrombose hervorrufen (Pyelophlebitis) (51, 52).

## 7.6. Obstruktion

Die fibrosierende Stenosierung eines Darmabschnittes nach wiederholt abgelaufenen Divertikulitis-Schüben (Stadium III nach Hansen/Stock) stellt eine Indikation zur Operation dar, wenn auch unter adäquater Stuhlregulation eine Störung der Passage besteht (s.o.). Zur Abklärung sollte eine entsprechende koloskopische Diagnostik erfolgen, allerdings im entzündungsfreien Intervall. Entsprechen gilt dies für den selten indizierten Kolon-Kontrasteinlauf. Insbesondere wenn Begleiterkrankungen einer Operation entgegenstehen, ist die endoskopisch geführte pneumatische Dilatation mittels *Through-the-Scope* (TTS)-Ballon eine Alternative. Die korrekte Ballonplatzierung kann zunächst mittels Führungsdraht gesichert werden und kann während der Dilatation durch den transparenten Ballon kontrolliert werden. Im Allgemeinen wird man die Stenose in zwei bis drei Sitzungen im Abstand von ca. zwei Wochen auf maximal 18-20 mm dilatieren. Die Behandlung kann dann beim Auftreten erneuter Beschwerden wiederholt werden (53).

Im akuten Divertikulitis-Schub ist mitunter eine entzündliche Verquellung mit Einengung des Darmlumens in der bildgebenden Diagnostik festzustellen. Die OP-Indikation ergibt sich jedoch erst, wenn unter konservativer Behandlung keine Besserung der Symptomatik eingetreten ist (54). Hier kann mittels endoskopischer Stent-Einlage und somit Wiederherstellung der Passage die Akutsituation entschärft und die Notfalloperation in eine geplante Operation mit entsprechender Vorbereitung überführt werden (55).

## 7.7. Literatur

1. Oertli D, Rothenbuhler JM, Capaul-Widmer R, Laffer U, Frede KE, Harder F. [Developments in the surgical therapy of colonic diverticulitis]. Schweiz Med Wochenschr 1993;123(31-32):1516-9.

2. Chapman J, Davies M, Wolff B, Dozois E, Tessier D, Harrington J, Larson D. Complicated diverticulitis: is it time to rethink the rules? Ann Surg 2005;242(4):576-81; discussion 581-3.

3. Morton DG, Keighley MR. Prospektive nationale Studie zur komplizierten Divertikulitis in Großbritannien. Chirurg 1995;66(12):1173-6.

4. Vernava AM, Longo WE, Virgo KS, Johnson FE. A nationwide study of the incidence and etiology of lower gastrointestinal bleeding. Surg Res Commun 1996;18: 113–120.

5. John SK, Teo NB, Forster AL. A prospective study of acute admissions in a surgical unit due to diverticular disease. Dig Surg 2007;24(3):186-90.

6. Young-Fadok TM, Roberts PL, Spencer MP, Wolff BG. Colonic diverticular disease. Curr Probl Surg 2000; 37(7):457-514.

7. Browder W, Cerise EJ, Litwin MS. Impact of emergency angiography in massive lower gastrointestinal bleeding. Ann Surg 1986;204(5):530-6.

8. Gordon RL, Ahl KL, Kerlan RK, Wilson MW, LaBerge JM, Sandhu JS, Ring EJ, Welton ML. Selective arterial embolization for the control of lower gastrointestinal bleeding. Am J Surg 1997;174(1):24-8.

9. Yoon W, Jeong YY, Shin SS, Lim HS, Song SG, Jang NG, Kim JK, Kang HK. Acute massive gastrointestinal bleeding: detection and localization with arterial phase multi-detector row helical CT. Radiology 2006;239(1): 160-7.

10. Foutch PG, Zimmerman K. Diverticular bleeding and the pigmented protuberance (sentinel clot): clinical implications, histopathological correlation, and results of endoscopic intervention. Am J Gastroenterol 1996; 91(12):2589-93.

11. Jensen DM, Machicado GA. Diagnosis and treatment of severe hematochezia. The role of urgent colonoscopy after purge. Gastroenterology 1988;95(6):1569-74.

12. Kim YI, Marcon NE. Injection therapy for colonic diverticular bleeding. A case study. J Clin Gastroenterol 1993;17(1):46-8.

13. Savides TJ, Jensen DM. Colonoscopic hemostasis for recurrent diverticular hemorrhage associated with a visible vessel: a report of three cases. Gastrointest Endosc 1994;40(1):70-3.

14. Jensen DM, Machicado GA, Jutabha R, Kovacs TO. Urgent colonoscopy for the diagnosis and treatment of severe diverticular hemorrhage. N Engl J Med 2000; 342(2):78-82.

15. Green BT, Rockey DC, Portwood G, Tarnasky PR, Guarisco S, Branch MS, Leung J, Jowell P. Urgent colonoscopy for evaluation and management of acute lower gastrointestinal hemorrhage: a randomized controlled trial. Am J Gastroenterol 2005;100(11):2395-402.

16. Smoot RL, Gostout CJ, Rajan E, Pardi DS, Schleck CD, Harmsen WS, Zinsmeister AR, Nolte T, Melton LJ. Is early colonoscopy after admission for acute diverticular bleeding needed? Am J Gastroenterol 2003;98(9): 1996-9.

17. McGuire HH, Jr. Bleeding colonic diverticula. A reappraisal of natural history and management. Ann Surg 1994;220(5):653-6.

18. Chen CY, Wu CC, Jao SW, Pai L, Hsiao CW. Colonic diverticular bleeding with comorbid diseases may need elective colectomy. J Gastrointest Surg 2009;13(3):516-20.

19. Renzulli P, Maurer CA, Netzer P, Dinkel HP, Buchler MW. Subtotal colectomy with primary ileorectostomy is effective for unlocalized, diverticular hemorrhage. Langenbecks Arch Surg 2002;387(2):67-71.

20. Hansen O, Stock W. Prophylaktische Operation bei der Divertikelkrankheit des Colons - Stufenkonzept durch exakte Stadieneinteilung. Langenbecks Archiv für Chirurgie 1999(Suppl. II):1257.

21. Hinchey EJ, Schaal PG, Richards GK. Treatment of perforated diverticular disease of the colon. Adv Surg 1978;12:85-109.

22. Schwandner O, Farke S, Fischer F, Eckmann C, Schiedeck TH, Bruch HP. Laparoscopic colectomy for recurrent and complicated diverticulitis: a prospective study

of 396 patients. Langenbecks Arch Surg 2004;389(2):97-103.

23. Zapletal C, Woeste G, Bechstein WO, Wullstein C. Laparoscopic sigmoid resections for diverticulitis complicated by abscesses or fistulas. Int J Colorectal Dis 2007;22(12):1515-21.

24. Ritz JP, Reissfelder C, Holmer C, Buhr HJ. [Results of sigma resection in acute complicated diverticulitis: method and time of surgical intervention]. Chirurg 2008; 79(8):753-8.

25. Siewert JR, Rosenberg R, von Rahden BH. [Changes in the concept of surgical therapy after acute sigmoid diverticulitis?]. Chirurg 2005;76(6):604, 606.

26. Brandt D, Gervaz P, Durmishi Y, Platon A, Morel P, Poletti PA. Percutaneous CT scan-guided drainage vs. antibiotherapy alone for Hinchey II diverticulitis: a case-control study. Dis Colon Rectum 2006;49(10):1533-8.

27. Jacobs DO. Clinical practice. Diverticulitis. N Engl J Med 2007;357(20):2057-66.

28. Singh B, May K, Coltart I, Moore NR, Cunningham C. The long-term results of percutaneous drainage of diverticular abscess. Ann R Coll Surg Engl 2008;90(4):297-301.

29. Stabile BE, Puccio E, vanSonnenberg E, Neff CC. Preoperative percutaneous drainage of diverticular abscesses. Am J Surg 1990;159(1):99-104; discussion.

30. Franklin ME, Jr., Portillo G, Trevino JM, Gonzalez JJ, Glass JL. Long-term experience with the laparoscopic approach to perforated diverticulitis plus generalized peritonitis. World J Surg 2008;32(7):1507-11.

31. Karoui M, Champault A, Pautrat K, Valleur P, Cherqui D, Champault G. Laparoscopic peritoneal lavage or primary anastomosis with defunctioning stoma for Hinchey 3 complicated diverticulitis: results of a comparative study. Dis Colon Rectum 2009;52(4):609-15.

32. Mazza D, Chio F, Khoury-Helou A. [Conservative laparoscopic treatment of diverticular peritonitis.]. J Chir (Paris) 2009;146(3):265-9.

33. Chandra V, Nelson H, Larson DR, Harrington JR. Impact of primary resection on the outcome of patients with perforated diverticulitis. Arch Surg 2004;139(11): 1221-4.

34. Richter S, Lindemann W, Kollmar O, Pistorius GA, Maurer CA, Schilling MK. One-stage sigmoid colon resection for perforated sigmoid diverticulitis (Hinchey stages III and IV). World J Surg 2006;30(6):1027-32.

35. Schilling MK, Maurer CA, Kollmar O, Buchler MW. Primary vs. secondary anastomosis after sigmoid colon resection for perforated diverticulitis (Hinchey Stage III and IV): a prospective outcome and cost analysis. Dis Colon Rectum 2001;44(5):699-703; discussion 703-5.

36. Vargas HD, Ramirez RT, Hoffman GC, Hubbard GW, Gould RJ, Wohlgemuth SD, Ruffin WK, Hatter JE, Kolm P. Defining the role of laparoscopic-assisted sigmoid colectomy for diverticulitis. Dis Colon Rectum 2000;43(12):1726-31.

37. Aydin HN, Remzi FH, Tekkis PP, Fazio VW. Hartmann's reversal is associated with high postoperative adverse events. Dis Colon Rectum 2005;48(11):2117-26.

38. Constantinides VA, Heriot A, Remzi F, Darzi A, Senapati A, Fazio VW, Tekkis PP. Operative strategies for diverticular peritonitis: a decision analysis between primary resection and anastomosis versus Hartmann's procedures. Ann Surg 2007;245(1):94-103.

39. Constantinides VA, Tekkis PP, Athanasiou T, Aziz O, Purkayastha S, Remzi FH, Fazio VW, Aydin N, Darzi A, Senapati A. Primary resection with anastomosis vs. Hartmann's procedure in nonelective surgery for acute colonic diverticulitis: a systematic review. Dis Colon Rectum 2006;49(7):966-81.

40. Tilney HS, Sains PS, Lovegrove RE, Reese GE, Heriot AG, Tekkis PP. Comparison of outcomes following ileostomy versus colostomy for defunctioning colorectal anastomoses. World J Surg 2007;31(5):1142-51.

41. Kasperk R, Muller SA, Schumpelick V. [Sigmoid diverticulitis. Extent of resection and choice of procedure]. Chirurg 2002;73(7):690-5.

42. Tonelli F, Di Carlo V, Liscia G, Serventi A. [Diverticular disease of the colon: diagnosis and treatment. Consensus Conference, 5th National Congress of the Italian Society of Academic Surgeons]. Ann Ital Chir 2009; 80(1):3-8.

43. Menenakos E, Hahnloser D, Nassiopoulos K, Chanson C, Sinclair V, Petropoulos P. Laparoscopic surgery for fistulas that complicate diverticular disease. Langenbecks Arch Surg 2003;388(3):189-93.

44. Hinata N, Taguchi I, Fukumoto R, Imanishi O, Yamanaka N. [Vesicosigmoidal fistula caused by diverculitis: report of cases and literature review in Japan]. Nippon Hinyokika Gakkai Zasshi 2007;98(7):826-31.

45. Hjern F, Goldberg SM, Johansson C, Parker SC, Mellgren A. Management of diverticular fistulae to the female genital tract. Colorectal Dis 2007;9(5):438-42.

46. Woods RJ, Lavery IC, Fazio VW, Jagelman DG, Weakley FL. Internal fistulas in diverticular disease. Dis Colon Rectum 1988;31(8):591-6.

47. Fazio VW, Church JM, Jagelman DG, Weakley FL, Lavery IC, Tarazi R, vanHillo M. Colocutaneous fistulas complicating diverticulitis. Dis Colon Rectum 1987; 30(2):89-94.

48. Gerber GS, Guss SP, Pielet RW. Fournier's gangrene secondary to intra-abdominal processes. Urology 1994; 44(5):779-82.

49. Banzhaf G, Wedell J, Castrup W, van Calker H. [Unusual 1st manifestation of sigmoid diverticulitis as an abdominal wall phlegmon ("necrotizing fasciitis")]. Chirurg 1983;54(11):749-52.

50. Schulze MM, Konig C. [Empyema of the hip joint and psoas abscess: rare complications in inapparent sigmoid diverticulitis]. Rofo 2009;181(9):897-900.

51. Domajnko B, Kumar A, Salloum RM. Mesenteric venous thrombophlebitis - septic thrombophlebitis of the inferior mesenteric vein: an unusual manifestation of diverticulitis. Am Surg 2007;73(4):404-6.

52. Nobili C, Uggeri F, Romano F, Degrate L, Caprotti R, Perego P, Franciosi C, Uggeri F. Pylephlebitis and mesenteric thrombophlebitis in sigmoid diverticulitis: medical approach, delayed surgery. Dig Liver Dis 2007; 39(12):1088-90.

53. Lemberg B, Vargo JJ. Balloon dilation of colonic strictures. Am J Gastroenterol 2007;102(10):2123-5.

54. Germer CT, Gross V. Divertikulitis: wann konservativ, wann operativ behandeln? Dtsch Ärzteblatt 2007; 104:3486-3491.

55. Small AJ, Young-Fadok TM, Baron TH. Expandable metal stent placement for benign colorectal obstruction: outcomes for 23 cases. Surg Endosc 2008;22(2):454-62.

# Index

## M



## N



## O



## P



## R



## S



## U